メディカのセミナー濃縮ライブシリーズ

Dr.林&今の

外来でも病棟でもバリバリ役立つ！救急・急変対応

福井大学医学部附属病院
総合診療部 教授
著 **林 寛之**

八戸市立市民病院 院長
著 **今 明秀**

MC メディカ出版

講義を始める前に

　おめでとうございます。本書を手に取ったあなたはエライ！　思い描いてください……本書を読破したあなたが一人でも多くの患者さんの命を救える凛々しい雄姿を！　……パチパチパチ。あ〜、あの、あやしい勧誘ではありませんので、あしからず。
　ありがたいことに10年を超える長寿セミナーの書籍版が出版されることになりました。セミナー未受講で放送コードにひっかかるような話を聞きたい人はぜひセミナーに足を運んでいただき、セミナー受講済みの人はあの臨場感を思い出しながら本書を読んでくださいませ。

　歩いてくる患者さんの0.2〜0.7％にはとんでもない重症が隠れています。当たり前の疾患を当たり前に対処するのはボチボチナース、重症患者をテキパキ対処できれば名人ナース、でも隠れ重症患者を見つけ出して悪化する前に救命するのは達人ナースなのです。そう、本書であなたは達人の領域に一歩近づいたことになります。
　某国民的番組の『ドクター○（ジジィ？）』では見たこともないような難解な疾患が出てくるけど、実臨床はよくある怖い疾患が非典型的症状でやってくるんだよね。「傾聴」はもちろんコミュニケーションの基本。だけど、ワンステップ進んだ「看護診断学」（……なぁんて小難しいこと言わないで、隠れ重症を常に考えながら、恐い疾患とよくある疾患を頭に並べて、患者さんに積極的に訊いていく）を心に秘めて、患者さんの心を鷲掴みできるバリバリナースになるんだぁ！

　本書では、トリアージ総論やよくある主訴を取り上げてありますので、皆さんの日常臨床のお役に立ててください。各疾患の理解を深めるだけでなく、「なんで？」「どうして？」がわかると自然に患者さんのアセスメントもしっかりしてきますよ。あ、コラコラそこの研修医。あなたが読んだらズルイでしょ。だって本書は研修医に差をつけるバリバリナースのネタ本なんだから

ネ。あ……いやいやみんなで読んでいいチームを組み、救急を、いや日本を支えていきましょう。

　本書読了後は救急車のサイレンが鳴ると、バックグラウンドにあなたのテーマ音楽が流れる幻聴が聞こえるようになり、アドレナリンが出て、つい救急室に行きたくなってしまう副作用が生じることがあります。その際は無理に抵抗せず救急室に行って実力を発揮してください。またセミナーに行って生の講演を聞きたくなるかも……でも漫談ショーじゃなくて、あくまでも真面目なセミナーですから、芸人には会えませんよ！　テヘペロ！

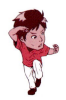

2017年7月
福井大学医学部附属病院 総合診療部 教授

林　寛之

Contents
目次

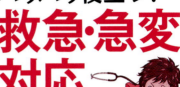
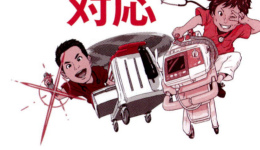

講義を始める前に ……………………………………… 3

1時間目 トリアージ総論
～臨床救急看護診断学とキーワード～ ……………… 7

そもそも、トリアージって？／忘れちゃダメ！ 見逃すと大ピンチのこわーい疾患／覚えておこう！ トリアージの実際／世界標準！ トリアージの5段階／現場で役立つ！ トリアージの方法／はまってませんか？ トリアージの落とし穴

2時間目 ゲゲェ！ ショックだぁ！
～ショックの初期対応と鑑別のための問診～ ……… 21

まずはショックの全体像を理解！／冷たいショック・その1 出血性ショック／冷たいショック・その2 心原性ショック／冷たいショック・その3 閉塞性ショック／コラム 「冷たく湿っている」が通用しない！？／温かいショック・その1 神経原性ショック／コラム 青森・八戸にキリストの墓が！／温かいショック・その2 敗血症性ショック／問題 温かいショックはどれ？／温かいショック・その3 アナフィラキシーショック／まとめ ショックの重要ポイント

3時間目　頭が悪いの？
　　　　　　～意識障害、失神、頭痛など～ ………………………… 79

意識障害 どうやってアプローチする？／意識障害 どうやって評価する？／意識障害 昏睡を理解しよう／意識障害 心強い味方！ 見分け方・鑑別方法をマスターしよう／頭痛 怖い頭痛を見逃すな！／頭痛 くも膜下出血を理解しよう／頭痛 髄膜炎を理解しよう／コラム 腰椎穿刺／頭痛 片頭痛を理解しよう／コラム 救急ドクターなんて辞めてやる！？／失神 そもそも、失神とは？／失神 失神の3羽ガラス〜その1：心血管性失神〜／失神 失神の3羽ガラス〜その2：起立性失神〜／失神 失神の3羽ガラス〜その3：血管迷走神経反射〜／失神 三種の神器とサンフランシスコ失神ルール

4時間目　胸が悪いの？
　　　　　　～胸痛、呼吸困難など～ …………………………………… 147

見逃してはいけない4つの胸痛「4 killer chest pain」／4 killer chest painを探すための7つの方法／コラム 海辺の街・八戸と救急医療／コラム 妊婦とX線／4 killer chest pain その1：急性冠症候群（ACS）／4 killer chest pain その2：肺塞栓／4 killer chest pain その3：大動脈解離／4 killer chest pain その4-1：特発性食道破裂／4 killer chest pain その4-2：緊張性気胸／胸痛をおさらい！ トリアージクイズ／まとめ

5時間目　お腹が悪いの？
　　　　　　～腹痛、吐血、下血、嘔吐、下痢など～ …………… 195

はじめに 腹痛をみるときのポイント／ケーススタディ ある研修医と指導医の物語①〜研修医の処置・指導医の考え〜／腹痛に対する初療のアプローチ／キーポイント 痛みの種類を理解しよう／筋性防御〜腹部理学所見のチェックポイント〜／フリーエアとデクビタス撮影〜消化管穿孔を見つけ出せ！〜／コラム 忘れられないランドセルと靴／ケーススタディ ある研修医と指導医の物語②〜研修医は何を間違えた！？〜／急性腹症で考えるべき5大疾患〜胆嚢炎を詳しく知る！〜／急性腹症で考えるべき5大疾患〜腸閉塞を詳しく知る！〜／急性腹症で考えるべき5大疾患〜急性虫垂炎を詳しく知る！〜／その腹痛、本当に急性胃腸炎？／脱水・内視鏡／腹痛トリアージクイズ／まとめ

引用・参考文献 …………………………………………………………… 237
索引 ……………………………………………………………………… 238

講義を終えて …………………………………………………… 240

著者略歴 ………………………………………………………………… 242

1時間目

トリアージ総論
～臨床救急看護診断学と
キーワード～

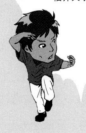

福井大学医学部附属病院 総合診療部
林 寛之

1時間目　トリアージ総論　～臨床救急看護診断学とキーワード～

①そもそも、トリアージって？

◯ トリアージは重症度・緊急度を予測するもの

　昔はコーヒー豆と羊毛で、品質の違いを選別する目的でトリアージが行われました。ナポレオンの時代に、軍隊において傷病者を医学的に選別したことが医学のトリアージの始まりです。

　トリアージと最終診断は、必ずしも一致する必要はありません。緊急度の高い疾患をとりこぼさないように選別していけばよいので、オーバートリアージは許容されます（重症を疑って、結果的に軽症でもOK）。一方、アンダートリアージ（軽症と侮って、実は重症だった）というのは許されません。

　例えば、「人生最大の突然の頭痛」という訴えを聞いたら、やはりまずはくも膜下出血を疑わないといけません。でも実際にこのような訴えの場合、頭部CTを撮っても本当にCTで異常が見つかるのはたったの1割弱です。これは9割も診断を外していることになります。しかしながら、残りの重症な1割をとりこぼすことがないようにするには、このようなオーバートリアージは許容できます。

◯ トリアージミスが訴訟につながることもある

　問題です（図1-1）。見逃しで訴訟に発展し、最もお金が動くのってどれだと思いますか？

1時間目　トリアージ総論　〜臨床救急看護診断学とキーワード〜

```
クイズ：見逃し訴訟No.1はどれ？
  1. くも膜下出血
  2. 心筋梗塞
  3. 虫垂炎
```
図1-1：トリアージミスと訴訟の関係

　これ、実は心筋梗塞なんです。胃が痛いと言って病院に来た患者さん。嘔吐もあると言います。それに対して医師は、胃薬を処方して家に帰しました。そして患者は帰宅後、ショックになり、あらためて病院に運ばれると、心筋梗塞だったんです。よくある誤診です。

　胃の痛みや嘔気・嘔吐は、心筋梗塞の症状として、どの教科書にも書いてあります。だから絶対に見逃してはいけない。それを見逃した結果が、約7,500万円の賠償金です。

②忘れちゃダメ！見逃すと大ピンチのこわーい疾患

○怖い疾患を見逃すな！　絶対暗記（図1-2）

　もう、これさえ覚えればOK。まず、頭が痛いと言ったら、くも膜下出血と髄膜炎です。胸痛は心筋梗塞、大動脈解離、肺塞栓。胸痛に関するこの3つはセットで覚えてください。患者さんが「胸が痛い」と言ったら、これら3つをセットで探しにいく。そんなつもりでいてください。

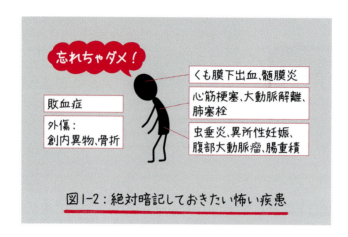

図1-2：絶対暗記しておきたい怖い疾患

　そうすることで、他の疾患であれば見逃してもそうそう簡単には死にません。それだけ、この3つが見逃されることが多いんです。
　腹痛は虫垂炎、異所性妊娠、腹部大動脈瘤、腸重積などです。骨折は臨床診断で疑います。X線に写らない骨折が多いことを肝に銘じましょう（特に大腿骨頸部骨折、脊椎圧迫骨折、肋骨骨折など）。
　敗血症の晩期はむしろ熱が下がります。原因不明の意識障害の低体温を見たら敗血症を疑いましょう。
　感染症患者さんで、①呼吸数≧22回/min、②意識障害、③血圧≦100 mmHgのうち2つあれば、敗血症を疑います。quick SOFAといいます。

③覚えておこう！ トリアージの実際

○ 基本はABCDとバイタルサイン。AMPLEには爆弾が潜むかも!?（図1-3）

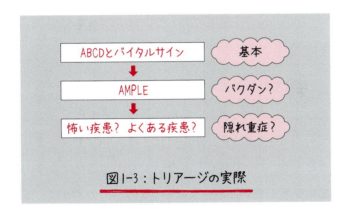

図1-3：トリアージの実際

　まずはABCD（A = Airway：気道、B = Breathing：呼吸、C = Circulation：循環、D = Dysfunction of central nervous system：生命を脅かす中枢神経障害）とバイタルサイン。これらに引っかかったら、めっちゃめちゃやばいと覚えてください。

　次にAMPLEです（図1-4）。アレルギー（Allergy）、服用薬（Medication）、既往歴・妊娠（Past history, Pregnancy）、いちばん最近の食事（Last meal）、状況（Event, Environment）は初診患者さん全員に聞きましょう。

Allergy	アレルギー
Medication	薬
Past history / **P**regnancy	既往歴・妊娠
Last meal	最後の食事
Event / **E**nvironment	状況

現在の内服薬は重要な手がかり！

図1-4：AMPLEヒストリー

　例えば、「風邪をひいたんです」と言ってやって来た患者さんの体温が37.8℃だったとします。「たいしたことないですね」って思いながら話を聞いていると、「実は今、がんの化学療法中です（つまり白血球が少ないことを示唆）」って言うじゃないですか。これはもう、風邪じゃなく細菌感染を考えないといけないですよね。このように、既往歴で免疫が低下している人が来たときは要注意ですね。一気に悪くなる可能性があります。免疫低下の病歴は、化学療法中、免疫抑制薬、がん、ステロイド、脾摘出後、HIV、重症糖尿病、慢性腎不全、肝硬変などがあります。

　すなわち危険な既往歴のある人は、元気そうに見えてもトリアージのランクを1つ上げないといけません。

○怖い疾患とよくある疾患。両方向から攻める

　3つ目は、「怖い疾患とよくある疾患」というポイント。1つの主訴を言ったときに、怖い疾患とよくある疾患を3つずつぐらい考えながらトリアージするのです。いわゆる臨床看護診断学です。

つまり、「頭が痛い」という患者さんが来たら、くも膜下出血と髄膜炎を必ず考えつつ問診する。でも、よくある偏頭痛や緊張性頭痛も同時に考慮して、どんどん質問して可能性を探っていくのです。そうすれば、いいトリアージができます。患者さんは答えを言ってくれません。だから、こっちから積極的に疑った疾患の症状を聞いていくことが大切です。

④世界標準！ トリアージの5段階

○「緊急」をマスターすればいいトリアージができる！

トリアージは今、5段階に分けられています（図1-5）。「1 蘇生」「2 緊急」「3 準緊急」「4 低緊急」「5 非緊急」の5段階ですが、最も大事なのは「緊急」を覚えることです。

- ◆ 患者の重症度・緊急度の程度によって治療の優先順位を決めること
- ◆ 5段階に分類
  - ・蘇生 (R)　　　Resuscitative
  - ・緊急 (E)　　　Emergent
  - ・準緊急 (U)　　Urgent
  - ・低緊急 (L)　　Less-urgent
  - ・非緊急 (N)　　Non-urgent

図1-5：トリアージとは

◯ 蘇生　ABCDに引っかかる状況。緊急処置を

まずは「蘇生」（図1-6）。これはトリアージなんていりません。誰がみても重症なんです。すぐに処置が必要です。

> ❖ 気道閉塞
> ❖ 重篤な呼吸不全
> ❖ 心肺停止
> ❖ 重篤なショック
> ❖ 高度意識障害
> ❖ 痙攣重積
> ❖ 多発外傷
>
> 図1-6：蘇生 (Resuscitative)

◯ 緊急　トリアージの最重要項目。15分以内に診察を！

次に「緊急」です（図1-7）。ここを絶対に覚えてください。この人たちを待たせると痛い目に遭う。15分以内には診察を開始してください。

> ❖ 心筋梗塞
> ❖ 髄膜炎、くも膜下出血
> ❖ 今までで一番痛い痛み
> ❖ 麻痺など脳血管障害疑い
> ❖ 免疫能低下＋発熱
> ❖ 自殺企図
>
> 図1-7：緊急 (Emergent)

先ほど暗記と言った疾患ばかりです。より具体的致死的手段をとろうとする自殺企図者は、決して目を離してはいけません。

○ 準緊急　診察は30分以内に！　状況次第で
　　　　　緊急になることもあるので油断は大敵

「準緊急」は、いわゆる普通の救急疾患ですね（図1-8）。超高齢者と生後2～3カ月の乳児は、元気そうに見えてもトリアージを1ランク上げましょう。

- ❖ 開放骨折
- ❖ 発熱＞38.5℃　→　緊急↑：敗血症、免疫不全
- ❖ 頻回嘔吐　　　　　準緊急：つらそう
- ❖ 頻回下痢　　　　↘低緊急↓：元気
- ❖ TIA（一過性脳虚血発作）
- ❖ 6時間以上続く腹痛
- ❖ 超高齢者、新生児（元気そうでもワンランク上げる）

図1-8：準緊急（Urgent）

○ 低緊急　悪化に注意しながら、
　　　　　1時間後に再トリアージを

「低緊急」は、1時間待たせても大丈夫（図1-9）。この「1時間」とは1時間たったら何が何でも診察するというのではなく、1時間後に再度評価して、その上で大丈夫なら、外来の混雑具合によってはさらに1時間待たせてもいいのです。

> - ◆ 単純骨折
> - ◆ ぎっくり腰
> - ◆ 中耳炎
> - ◆ 軽度蕁麻疹
> - ◆ 元気な頭部外傷
>
> 図1-9：低緊急（Less-urgent）

○ 非緊急　緊急性なし、再評価は2時間ごと

　「非緊急」は、ナースの立場からすると、「こんな夜中に……えーっ」と思うような患者さんですね（図1-10）。

> - ◆ 鼻水、風邪
> - ◆ 捻挫、擦過傷
> - ◆ 軽度熱傷
> - ◆ 慢性経過で重篤感なし
> - ◆ 内服切れ
>
> 図1-10：非緊急（Non-urgent）

　「あなた、本当にこれを緊急だと思うんですか？」っていうような状況です。もちろん、そんな気持ちはごくんとのみ込むんですよ。実は一見元気そうに見えても0.2〜0.7％は重症が紛れていますから、安易にぞんざいに扱うと痛い目に遭いますよ。

⑤現場で役立つ！　トリアージの方法

○ ABCDが基本。問診・視診を行い、バイタルサインもチェック！

「実際にトリアージはどうするの？」。まず、ABCDとバイタルサインがすごく大切です（**図1-11**）。

```
トリアージの基本
◆ ABCD

トリアージの手段
◆ 問診（キーワードの拾い上げ）
◆ 視診（重症サインを見つける）
◆ バイタルサイン
     （血圧、脈、呼吸、体温、SpO₂、痛み）

図1-11：トリアージの方法
```

問診は「耳」を使って、「キーワード」を拾い上げるようにします。視診はABCDに沿って重症サインを見つけます。

「手」を使ってバイタルサインをチェックします。バイタルサインは血圧、脈、呼吸、体温だけじゃないです。第5のバイタルサインであるSpO_2（経皮的動脈血酸素飽和度）も必ず測ってください。第6のバイタルサインは、「痛み」です。最大の痛みを10点とし、10点満点で8点以上は緊急以上と考えます。

○ショックを見たら、Dr.林の『さるも聴診器』！

ショック患者には『さるも聴診器』！（図1-12）

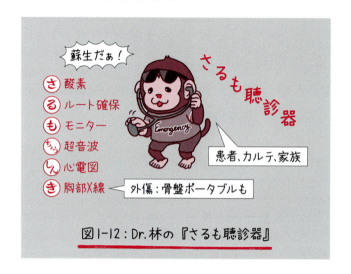

図1-12：Dr.林の『さるも聴診器』

「さ」は酸素。「る」はルート確保。「も」はモニター。心電図モニターとSpO_2モニターです。「ちょう」は超音波。「しん」は心電図。「き」は胸部X線ポータブル。外傷のときは骨盤X線ポータブルも。

この『さるも聴診器』ができたら、バリバリのできるナースになれるはずです。

CTは便利ですが、血圧90mmHg以下では急変時に対応ができないので、決してショック患者をCT室に連れていってはいけません。

⑥はまってませんか？　トリアージの落とし穴

○ 落とし穴①：
高齢者・小児・糖尿病・精神疾患 （図1-13）

```
◆訴えの少ない患者
　・老人→いつもと同じ？
　・老人の骨折…どうして倒れたのか？
　・小児…元気・機嫌・食欲？
◆糖尿病はしばしば非典型的
◆精神疾患患者も死ぬのは臓器障害

図1-13：トリアージの落とし穴①
```

　訴えの少ない患者群を覚えておいてください。「いつもと同じか」をしっかりと確認しましょう。高齢者の転倒骨折では「どうして転んだのか」も聞いておく必要があります。その場合、3人に1人は失神が原因で転倒しています。失神の原因検索を忘れると、整形の病棟で心肺停止になってしまいます。

　精神疾患の患者さんは非典型例が多く、検査の閾値を低くします。腹膜炎でもなかなか腹膜刺激症状が出ないのです。

◯ 落とし穴②：夜中の患者（図1-14）

> ❖ 夜中の患者は3パターン
>   ①本当に重症　②わがまま　③わけあり
> ❖ 決して患者を怒ってはいけない
> ❖ ストレスがある場合は勤務を交替してもらう
>
> 図1-14：トリアージの落とし穴②

　夜中に来る患者さんには3パターンあります。1つは、本当に重症だから来る患者さん。2つ目は、単にわがままな患者さん。そして3つ目は、何らかのわけありな患者さん。

　「わけあり」ってなんですかね？　虐待です。小児虐待、配偶者虐待、老人虐待です。あとは事件性があるものも、わけありです。

　時間外救急は人生を映しているんですねぇ。

　自分にストレスがあったからといって決して患者さんを怒ってはいけません。怒りは正しい判断を鈍らせます。すべての患者を受け入れる精神が大事です。救急は覚悟を試される神様の与えた試練なのだと考えて「徳」を積んでください。

2時間目

ゲゲェ！ショックだぁ！
〜ショックの初期対応と鑑別のための問診〜

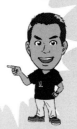

八戸市立市民病院
今 明秀

2時間目 ゲゲェ！ ショックだぁ！ 〜ショックの初期対応と鑑別のための問診〜

①まずはショックの全体像を理解！

そもそも、ショックってどういう状態？

今日は「ショック」について考えていきましょう。

最初に、そもそも、ショックってどういう状態のことでしょう。不適切な尿量？　不適切な末梢組織の酸素化と循環？　それとも、血圧が90mmHg以下といった具合に不適切になること？　どれでしょう（図2-1）。

> 1. 不適切な尿量
> 2. 不適切な末梢組織の酸素化と循環
> 3. 不適切な血圧。例えば90mmHg以下
>
> 図2-1：Q.ショックってどういう状態？

正解は2番目。不適切な末梢組織の酸素化と循環です。わかりやすく言えば、組織に酸素が送り届けられないことですね。

組織、例えば肝臓や腎臓、脳や手足、それらに酸素が行きわたらない状態がショックです。酸素は血液の中のヘモグロビンにくっついて全身を回っていますね。そして、組織にたどり着いたときに酸素はヘモグロビンから離れる。ショックとは、この働きがうまくいっていない状態だと言うこともできます。

ということは、治療としては、末梢組織に供給される酸素を増やして

あげることになります。

酸素を増やす方法は2つありますね。1つは酸素化の改善。酸素を10Lほど入れてあげたり、気管挿管などが具体的な方法です。もう1つは血流の改善。血圧を上げたり、点滴や輸血を行ったりします。この2つがショックの治療です（**図2-2**）。

❖つまり、ショック＝末梢組織に酸素が届いていない状態
❖治療は、末梢組織への酸素供給を増やせばいい
　①酸素化の改善
　②血流の改善（血圧上昇）

図2-2：ショックとは

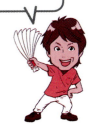

小児（≦10歳）➡
70＋（年齢×2）mmHg以下、
65歳以上➡110mmHg以下は、
ショックを疑う

○5つのショック、その名も「SHOCK」

「冷たく湿ってます」ってよく聞きますよね。ショックで冷たく湿る。でも、すべてのショック状態は冷たく湿るんでしょうか。

ショックには5つの種類があります。その名も「SHOCK」です（**図2-3**）。

Sは、Septic（セプティック）ショックとSinkeigensei（神経原性）ショックです。セプティックショックっていうのは、敗血症性ショックのことです。細菌感染や肺炎などで引き起こされるショックです。神経原性ショックは後ほど説明しましょう。

HはHypovolemic（ハイポヴォレミック：低循環）ショック。出血性

S	Septic, Sinkeigensei	敗血症、神経原性、脊髄性
H	Hypovolemic	低循環（出血、脱水など）
O	Obstructive	閉塞性（緊張性気胸、心タンポナーデ、肺塞栓）
C	Cardiogenic	心原性
K	anaphylactic(k)	アナフィラキシー

図2-3：SHOCK

ショックとか、低循環、脱水などです。

OはObstructive（オブストラクティヴ）ショック。閉塞性ショックです。何が閉塞するのかは、後で説明しましょう。キーワードは緊張性気胸と心タンポナーデ、肺塞栓です。

> 熱傷、膵炎、腸閉塞も低循環性ショックになります

CはCardiogenic（カルディオジェニック）ショック。心原性、つまり心臓によるショックです。心筋梗塞が有名ですね。

最後にKは、アナフィラキシーショック。どこにKがあるのかって？　つかないんですよ。アナフィラクティック→アナフィラクティッケ→アナフィラクティッKって…無理があるかなぁ……。

話を戻しましょう。さっき、「冷たいショック」「冷たく湿ってます」って言いました。これに該当するのは、HとO、それからCです。出血性ショック、閉塞性ショック、そして心原性ショックなんです。対するSとK、つまり敗血症性ショックと神経原性ショック、アナフィラキシーショックの多くは血管が開くので冷たくなりません。

今日はまず、冷たいショックの3つから解説します。その後で、温か

いショックの3つを見ていきましょう。

〇 ショック状態の外傷性患者の90％は出血性ショック

外傷性患者のショックで、一番多いのはどれでしょう？（図2-4）

> 1. 閉塞性ショック（心タンポナーデ、緊張性気胸）
> 2. アナフィラキシーショック
> 3. 出血性ショック（低循環性）
>
> 図2-4：Q.外傷性患者で一番頻度が高い
> 　　　　ショックはどれ？

答えは出血性ショックです。これが90％です。

〇 素早く！　的確に！　ショックを察知する

ショックを素早く見分けるためには、まずどれを観察すればいいでしょう？（図2-5）

> 1. 収縮期血圧低下
> 2. 皮膚の湿潤・冷感
> 3. 皮膚の色
>
> 図2-5：Q.ショックをどうやって早期に察知するの？

正解は、皮膚の湿潤と冷感です。つまり、皮膚が冷たく湿ってくるのです。収縮期血圧の低下や皮膚の色の変化の前に起こります。

「血圧が下がればショックですよね」という考え方もあります。間違

いではありませんが、それでは遅いです。ナースの皆さんの観察によって、早くショックを見つけてドクターに伝えられるようになってもらいたい。じゃあ、どうすればいいのか？（図2-6）

> 血圧が下がったらショック！では遅い!!
> ナースの観察でショックを察知。
> それをドクターに伝えられたら、すごい!!
>
> 【観察項目】
> 脈 …… 頻脈になる
> 皮膚 … 冷感・湿潤
> 脈圧 … 小さくなる
> 色 …… 蒼白

図2-6：ショックの察知の仕方

まずは脈が速くなります。頻脈ですね。

それから、皮膚が冷たくなる。そして湿ってくる。

脈圧は小さくなります。脈圧って何でしたっけ？ 収縮期血圧と拡張期血圧の差のことですね。そして蒼白になります。

なぜ、出血してショック状態のときにこれらの変化が現れるんでしょうか？

ヘモグロビンと酸素の話をします。全身の組織、例えば肝臓、腎臓、脳、心臓、手足などは、ヘモグロビンが運んでくる酸素で生きています。今、私の体の中に、例えば、体の中に15個のヘモグロビンがあるとします。ヘモグロビン1号から15号です。彼らが体をぐるぐると回り、酸素を運んでいるのです。

ところがあるとき、どんぶりいっぱいの血を吐いてしまった。その中には、ヘモグロビン8号から15号が含まれていた。さあ、どうなります？

残ったヘモグロビン1号から7号で頑張るしかないですよね。失われた8号から15号までの分を補おうと、今まで以上にぐるぐるぐるぐる体を回ろうとするんです。でも、すべてを補うことはできない。結果、肝臓や腎臓などの組織が苦しみはじめる。苦しくなった組織は、「もっと酸素をくれよ」と要求するので、さらにヘモグロビンは頑張ってぐるぐるぐるぐる体を回ろうとする。これを医学用語で「頻脈」と言います。

ショックの治療で、酸素化を改善する、具体的には酸素を入れてあげるっていう話をしました。これはどういうことか？

今、ヘモグロビンの数は少ないままです。回転数を上げて頻脈になっても、組織はまだ酸素不足で苦しんでいます。そこで、一つ一つのヘモグロビンが背負える酸素の量を増やしてあげるのが、酸素化を改善するという意味。日頃は1つのヘモグロビンが2つの酸素を背負っているとしたら、これを4つにしてあげるのです。「ちょっと具合悪そうだから、重いかもしれないけど4つ持っていってよ」「そうですか？　仕方ないですね。頑張りますよ」っていう感じです。これを医学用語で「酸素10Lリザーバー付き」って言います。

頻脈を見つけたら、「うわ、ヘモグロビン、かわいそう。つらいけど頑張ってるね」って思いましょう。ぐるぐるぐるぐる回っているヘモグロビンを想像して、同情してあげてください。

○「クール・タキがあればショック」と考えよう

末梢が冷たくて頻脈の患者さんを救急外来で見かけた。クール（cool：末梢冷感）でタキ（tachycardia：頻脈）な患者さんです。そういうときは、血圧が下がっていなくてもショックだと考えましょう。ERではクール・タキを探すのです。「クール・タキがあればショック」。そう覚えて

おいてください（**図2-7**）。

```
ERで末梢の冷感(cool)＋頻脈(tachycardia)の患者
クール・タキ
↓
血圧の低下がなくてもショックありと考える

図2-7：クール・タキ
```

○ショック患者には『さるも聴診器』！

ショックの患者さんを見たらどうしましょう？　そう、『さるも聴診器』ですね（**図2-8**）。

「さ」は酸素、「る」はルート確保、「も」はモニター、「ちょう」は超音波、「しん」は心電図、「き」は胸部X線です。これは今日、何度も出てきますよ。

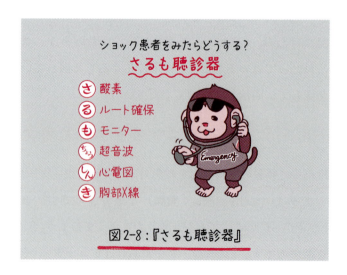

図2-8：『さるも聴診器』

② 冷たいショック・その1　出血性ショック

○ まずは駆け足で理解！
　出血性ショックの原因・症状・対処

　ここからは、出血性ショックの話を詳しく進めていきましょう。

　外傷、吐血、下血、子宮外妊娠（異所性妊娠）。出血性ショックにはこれらが多いです。これらの症状では、進行性血管収縮が起こっています。血管がきゅーって縮んじゃう。なぜこういうことが起こるかと言うと、仕組みはこうです。

　出血するとヘモグロビンも一緒に体外に出てしまう。さっきの1号から15号の話で言えば、8号から15号までがいなくなっちゃうんです。残された1号から7号は何とかしようと頑張るんですが、その方策として、「重要臓器に優先して酸素を運ぼう」と考えるんです。つまり、手足の血管をきゅって締めて酸素を送ることをあきらめてしまう。そうすることで、重要臓器を守るのです。これが進行性血管収縮です。

　この状態のとき、血管を確保するのは難しいですよ。こっちでやってみても失敗、あっちでやってみても失敗。ナースとしてはつらいところです。でも、これは皆さんが悪いんじゃない。患者さんが悪いんです。血管を締めてしまってますからね。

　「私、血管確保は得意なのよね」という人。それは普段の話ですよね。進行性血管収縮が起こると、そういう人でも血管が確保できなくなる。「もう、すごくショックでさー」って嘆きたい気分ですよね。

　対処としては、全例に100％酸素投与して、早期から積極的に治療を

行いましょう。輸液・輸血は止血までのつなぎですよ。出血源を止めることが最重要です（図2-9）。

> 外傷
> 吐血、下血
> 子宮外妊娠（異所性妊娠）
> 進行性血管収縮、頻脈
> 全例に100％酸素投与
> 早期から積極的に治療を行う
> 　　　輸液・輸血は止血までのつなぎ！
> ⇒出血源を止めよ!!
>
> 図2-9：出血性ショック

◯ 身体所見から脱水を推定しよう

　脱水を推定するための身体所見は、どういうものがあるでしょうか。さあ、図2-10のどれでしょう？

> 1. 頸静脈がぺちゃんこ
> 2. 皮膚・舌の乾燥
> 3. 悲しくて涙が出なくなる
>
> 図2-10：Q.脱水を推定するための身体所見はどれ？

　答えは、頸静脈がぺちゃんこ、皮膚・舌の乾燥の2つです。これが脱水を見る所見です。
　頸静脈、わかります？　首にある青筋のことですね。座っているとわ

かりにくいんですが、横になって寝転ぶと見えてきます。脱水が強いと、仰臥位になっても頸動脈が怒張しません。

ちなみに涙は、脱水がひどくなると出なくなります。「涙が枯れるほど悲しい」という言い方をしますが、たぶん悲しいことがあり、1週間ぐらいご飯を食べてないんでしょう。だから脱水になっちゃったんです（笑）。

○ めまいと女性と子宮外妊娠（異所性妊娠）と①：呼吸数増加は出血性ショックのサイン

めまいについて考えてみましょう。

めまいを訴える患者さんが救急外来にやって来ました。24歳女性。色白でキュートな人です。血圧は109/89mmHg、脈拍数100回/minで呼吸数は25回/min。

ショックのときは呼吸も速くなります。なぜかというと、ショック状態のとき、臓器は酸素不足で苦しんでいます。「酸素が欲しい、欲しい、欲しい」と言ってあえいでいるような状態。酸素を取り込もう、取り込もうとするのです。そのため、呼吸が速くなる。これを医学用語で「頻呼吸」と言います。頻呼吸の患者さんを見たら、酸素不足だと思ってください。ヘモグロビンに酸素が足りていません。

話は戻ってこの患者さん。頻呼吸ですね。呼吸数は20回/min以上が異常です。「やばい。ショックかも」と疑ってください。この人は25回/minですから、疑わないとダメなレベルですね。ちなみに30回/min以上になると、それはもう危険なレベルです。

さあ、当直医に報告です。そうすると当直医は、「生理のことを聞いておいてね」と言い放ちました。

そこで看護師さん、口には出しませんが心の中で叫びました。「そん

なこと、とっくに聞いてあるわよ。3週間前にあったって！」（図2-11）

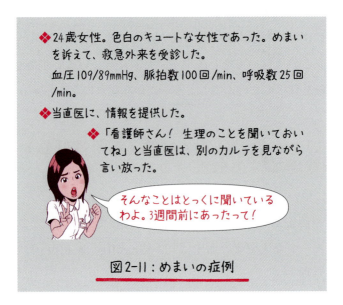

図2-11：めまいの症例

　さあ、患者さんのその後です。当直医は簡単な問診と診察を行いました。症状は落ち着いていたので、患者さんを帰宅させました。帰しちゃったんです。

　すると翌日、強い腹痛とショック状態で、救急車で搬入されてきました。そのときの血圧は80/65mmHg、心拍数は130回/minで呼吸数が30回/min。冷や汗をかいて顔面は蒼白でした。

　呼吸数30回/minです。もう危険な水準ですね。血圧80/65mmHgというのも低い。心拍数も速いです。

　腹部の膨隆はありませんでしたが、「子宮外妊娠（異所性妊娠）かな？」と考えて超音波を撮ったところ、やっぱり子宮外妊娠（異所性妊娠）でした。お腹に出血があったんです（図2-12）。

2時間目　ゲゲェ！ショックだぁ！　〜ショックの初期対応と鑑別のための問診〜

❖ 当直医は、簡単な問診と診察を行った。その後症状は落ち着いたので、帰宅させた。
❖ 翌日、強い腹痛と、ショック状態で救急車により搬入された。
❖ 血圧 80/65mmHg、心拍数 130回/min、呼吸数 30回/min。冷や汗をかいて、顔面は蒼白であった。
❖ 腹部の膨隆はなかった。子宮外妊娠（異所性妊娠）か？と思い、超音波を行った。

図 2-12：子宮外妊娠（異所性妊娠）

図 2-13 が超音波で見た様子。上の方、黒い部分が、肝臓と腎臓の間に血が溜まっていることを示しています。

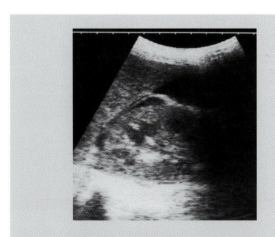

図 2-13：超音波で見つかった出血

◎ めまいと女性と子宮外妊娠（異所性妊娠）と②： 女性はみんな嘘つき？

排卵日のコンドーム使用の性行為失敗率はどれぐらいでしょう（図2-14）。

```
1. 2％
2. 8％
3. 15％
```

図2-14：Q.排卵日のコンドーム使用の性行為失敗率は？

答えは15％です。かなりあるんです。

では、子宮外妊娠（異所性妊娠）って、必ず痛みがあるんでしょうか？（図2-15）

```
1. ほぼ全例ある
2. 痛みがないことが4％
```

図2-15：Q.子宮外妊娠（異所性妊娠）の痛みは全例あるのか？

実は、痛くないケースが4％ほどあるんです。つまり、「痛くない子宮外妊娠（異所性妊娠）」というものがあるんです。ナースやドクターにとっては困った話です。でも、「痛くない場合もある」と覚えておくだけで全然違いますよ。

「女性を見たら妊娠を疑え、妊娠を見たら外妊を疑え」。救急医療には

こういう格言があります。教科書にも書いてあるぐらいです（図2-16）。

> ◆ 生理の質問：いつもと比べて量、期間、周期が同じかどうか
> ◆ プライバシーを最大限に尊重した場所、タイミングで
> ◆ 未成年の場合は、親の前では……
> ◆ 妊娠はないと言い張っても……
> ◆ 妊娠反応が出て驚くのは、医師、看護師でなく患者本人
>
> 「女性はみんな嘘つき？」

図2-16：「女性を見たら妊娠を疑え、妊娠を見たら外妊を疑え」

　生理に関して質問するときは、いつもと比べて量、期間、周期が同じかどうかを確かめましょう。プライバシーを最大限に尊重した場所とタイミングで質問することを忘れないでください。未成年の場合は、親に席を外してもらいます。そうしないと本当のことは言ってくれません。「妊娠はない！」と本人は言い張ります。そういうものです。検査して妊娠がわかると一番驚くのは、医師でも看護師でもありません。患者本人です。教科書にはこんな言葉も書いてありますよ。その言葉とは、「女性はみんな嘘つき？」です。医学の教科書って、すごいこと書きますよね。
　というわけで、教科書も説明するぐらい女性は嘘つきかもしれませんので、十分に心して対応しましょう。

○使いこなそう！　ショック指数

　血圧が低いことがわかっていて、そのとき、脈拍が上がっていく。ど

れぐらいまで上がると危ないのか。それを知るための数字が「ショック指数」です。ショック指数は、分母に収縮期血圧、分子に心拍数（脈拍数）を入れることで求められます（図2-17）。

$$\text{ショック指数} = \frac{\text{心拍数（脈拍数）}}{\text{収縮期血圧}}$$

健康人：0.5くらい
ショック指数 1.0…1Lの血液喪失
ショック指数 2.0…2Lの血液喪失

図2-17：ショック指数

　例えば私（Dr.今）。収縮期血圧は120mmHgぐらい、心拍数は60回/minぐらいです。ということは、ショック指数は0.5ですね。健康な人でだいたいこれぐらいの数字、0.5ぐらいになります。

　こんな人はどうでしょう。収縮期血圧が80mmHg、心拍数が80回/min。分数、すなわちショック指数にすると1です。この人は1Lの血液喪失です。収縮期血圧が60mmHgで心拍数が120回/minの人がいるとします。分数にすると2です。この人は2Lの血液を喪失しています。このように、ショック指数からは喪失した血液の量を推測することもできます。1を超えたらショックです。

　脈がどれぐらいまで上がると危ないかを知るためには、収縮期血圧を比べるといいです。脈拍数が収縮期血圧よりも上になれば、「速いな、危ないな」と考えるべきレベルです。

◎ 低すぎる収縮期血圧は、
　ショック指数が1未満でも要注意

　図2-18の3つの状態のうち、ショックなのはどれでしょう？　答えは2つあります。

> 1. 心拍数50回/min、血圧120/75mmHg
> 2. 心拍数120回/min、血圧100/60mmHg
> 3. 心拍数55回/min、血圧80/50mmHg
>
> 図2-18：Q. ショックなのはどれ？

　答えの1つ目は、心拍数120、収縮期血圧100の状態。ショック指数にすると100分の120、つまり1.2で1以上になりますからショックですね。

　もう1つの、心拍数が55、収縮期血圧80の状態はどう考えればいいのでしょうか？　ショック指数は80分の55ですから、1以上にはなりません。その数字だけを見ればショックとは言えませんね。ただ、収縮期血圧80mmHgというのは、それ自体に問題がある。収縮期血圧が下がりすぎるのもショックなんです。

　じゃあ、「どれぐらい下がればショックなの？」となりますよね。教科書には、この答えはきちんと書かれていません。なぜかと言うと、人によって違いがありすぎるから。例えば80歳の高血圧症のおじいちゃんなら、収縮期血圧が100ぐらいで具合が悪くなるかもしれない。それに対して日頃の血圧が95ぐらいの若い女性だと、収縮期血圧が85でも問題ないかもしれない。それぐらい差があるんです。ただ、一般的に「90mmHgぐらいから下をショックと考えていいだろう」といわれています。絶対的な数字ではありませんが、目安として知っておくといいで

しょう。

◯使いこなそう！　出血性ショックの分類

出血性ショックの分類を考えてみましょう。

出血の量に応じて、出血性ショックは分類されています（図2-19）。分類は、15％より少ない場合から40％を超える場合までの4段階です。特に、ここでクラスⅠやクラスⅡと分類されている、少ない出血のときのショックを見極めることがトリアージでは大切ですね。

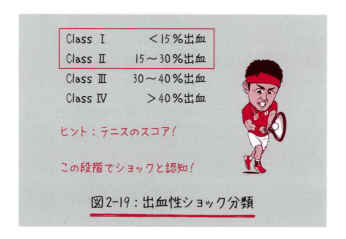

図2-19：出血性ショック分類

ちなみに、15％、30％、40％、それ以上という区分けは、硬式テニスの得点と同じです。そうやって覚えておくと便利かもしれません。

ショックの分類について詳しく見ていきます。そもそもですが、人間の血液ってどれぐらいの量があるんでしょうか？　答えは、体重の7％です。例えば、私の体重は70kgです。その7％ですから、4.9Lですね。これから先の話をするのに4.9Lでは計算が面倒なので、ここからは5Lとしておきます。体重が70kgの人でしたら、だいたい、血液は5L。そ

う考えましょう（図2-20）。

Shock Class	I	II	III	IV
出血量 (mL in 70kg成人)	<15% (<750)	>15% (>750)	>30% (>1,500)	>40% (>2,000)
脈	<100	>100	>120	>140
収縮期血圧	正常	正常	<90	<70
脈圧	正常	↓	↓	↓
呼吸数	14〜20	20〜30	30〜40	>35
尿量	>30	20〜30	5〜15	<5
中枢神経： 精神状態	やや心配	心配	心配・混迷	混迷・昏睡
輸液・輸血 （3：1の法則）	リンゲル	リンゲル	リンゲル 輸血	リンゲル 輸血

図2-20：SHOCK分類

　さて、クラスIV、つまり40%以上の出血が起こったときについてです。5Lの40%ですから、出血量は2Lです。この量を超えると、脈が速くなる。140を超えます。収縮期血圧は下がって、70を下回ります。脈圧は下がって呼吸数は上がり、35を超えます。尿が出なくなり、昏睡状態になります。これがクラスIV、40%以上の出血のときです。

　では、30〜40%のクラスIIIのときはどうでしょうか。出血量で言えば1.5〜2Lのときです。このとき、脈は速くなり120を超えてくる。収縮期血圧は90を下回る。脈圧は落ちて呼吸は速くなり、尿は出にくくなる。意識は混迷状態で、暴れたりもします。

　15%以上の出血のとき、つまり750mL以上の出血が起こったクラスIIのときはどうなるでしょう。このとき、脈は速くなりますが、収縮期

血圧は正常です。そして、脈圧は落ちます。

ここ、注意ですよね。収縮期血圧は正常なのに脈圧が落ちるんです。どんな患者さんかというと、例えば、吐血して運ばれてきたときの血圧が110/50mmHg。しばらくすると、100/70mmHgになった。こういう患者さんです。軽症の出血性ショックは、拡張期血圧が上がるんです。だから脈圧が落ちるんです。脈圧が落ちるのは、橈骨動脈を触ったときの拍動が弱いことでわかるはずです。モニター上は、収縮期血圧と拡張期血圧の引き算です。

多くのナースは、収縮期血圧を見ます。収縮期血圧だけを見て、「お、血圧はいいね」と、過小評価をしてしまうんです。でもそこで、拡張期血圧まで見てあげる。すると、「おっと、拡張期血圧が上がってきた。これは危ないぞ」という気づきを得られるはずです。拡張期血圧を見るくせは、ぜひつけておいてください。

さて、話を戻しましょう。クラスⅡのとき、呼吸は速いです。尿はまずまず出ます。意識状態は「ちょっと心配」という状態です。

最後に、クラスⅠのとき。体重70kgの人で言えば、750mL未満の出血のときです。このとき、バイタルサインはほとんどが正常です。

出血性ショックに対する治療ですが、基本はリンゲルの輸液です。30％以上の出血があったときから輸血が加わります。

出血性ショックの初期治療

出血性ショックの初期治療は、まずはリンゲルか生理食塩水を入れること。成人なら1～1.5L。これを急速輸液です。小児なら体重1kgあたり20mLですね。それをやっても血圧が上がってこなかったら輸血です（図2-21）。

> まずリンゲル or 生理食塩水を
> 成人　1〜1.5L　急速輸液
> 小児　20mL/kg
>
> ↓
>
> 濃厚赤血球(LR) 10mL/kg

図2-21：出血性ショックの初期治療

◯輸液に対する反応の評価

　初期輸液をしているときの反応を見なければいけませんよね。でも、反応って何でしょう？

　まずはバイタルサインです。血圧、脈拍、呼吸数です。それから、尿量と意識状態を見ます。

　さて、最初の輸液に対する反応ですが、急速に反応する出血量が少ないケースを「レスポンダー」、反応しない命に関わる大量出血のケースを「ノンレスポンダー」、一時的にしか反応しない大量出血のケースを「トランジエントレスポンダー」と言います（図2-22）。

◯初診時の貧血検査はあてにするな！　出血性ショックには2回の血算

　図2-23に「出血性ショックに2回の血算」とあります。何のことでしょう？　これは、初診時の貧血検査はあてにならないので、もう一度検査が必要という意味です。

　貧血検査では、ヘモグロビンやヘマトクリットの値を調べますよね。あの数字が何を意味しているかというと、割合なんです。血液全体の中

図2-22：輸液に対する反応の評価

に、どれだけの割合でヘモグロビンが含まれているか、という意味です。

その上で出血を考えてみましょう。当たり前ですが、出血時には血液の成分がすべて同じバランスで出ていきます。「ヘモグロビンだけは残った」「ヘモグロビンだけたくさん出ていった」なんてことは起こらないのです。ということは、全体の量は減っても、割合は変わらないことになる。よって、出血直後に貧血検査をしても、数値は正常になるんです。

じゃあどうするかというと、まずは輸液を行います。減った血液の分を補うんです。そうすると、ヘモグロビンやヘマトクリットの割合が変わります。そこで血算をすると、きちんとした数値、すなわち本当の貧血としての数値が出ます。これが、「出血性ショックに2回の血算」という意味です。

ところが、初診時に貧血の数値が出ることがある。これは、ものすごい出血だということです。

ヘモグロビンをすぐに知りたいときはガス分析を行いましょう（図2-23）。

> ❖ 初診時の貧血検査はあてにならない
>   ・ヘモグロビンは正常である
>   ・輸液により希釈されて初めて低下する
>   ・リンゲル液が2,000mL入った後で2回目の血算
> ❖ 初診時にすでに貧血→大量出血
> ❖ ヘモグロビンをすぐに知りたい→ガス分析
>
> 図2-23:出血性ショックに2回の血算

◯ 胃出血の25％は経鼻胃管挿入で同定できる

　48歳男性。ショッピングセンターで倒れて運ばれてきました。心窩部痛を訴えています。胃潰瘍の既往あり。血圧は100/80mmHg、心拍数は120回/min、呼吸数は30回/min、体温は35.8℃です。呼吸数の30回/minは多いですよね。「これはマズイ」と考えて前のめりになっていい数値ですよ。

　ポケットにはタバコが入っています。皮膚は冷たく湿っています。心電図は正常。血液検査はヘモグロビンが14g/dLです。正常値ですね。直腸指診ではタール便がありません。

　当直医は心筋梗塞を考えてヘパリンを始めようとしました。すると上級医が言いました。「それはイカン！」「胃管を入れて」って。

　前置きが長くなりました。ここで知っておいてほしいのは、胃潰瘍らしい病歴のある人で、経鼻胃管を挿入すると、その25％で胃出血が同定できるということです。だからまず、胃管挿入という方法を考えてください（図2-24）。

> ❖ ショッピングセンターで倒れた48歳男性が救急車で運ばれてきた。心窩部痛を訴える。血圧100/80mmHg, 心拍数120回/min, 呼吸数30回/min, 体温35.8℃。
> ❖ ポケットにはタバコが入っていた。皮膚は、冷たく湿っていた。
> ❖ 心電図は正常。血液検査ではHb 14g/dL。直腸指診では、タール便はない。
> ❖ 当直医は心筋梗塞を考え、ヘパリンを始めようとした。
> 「それはイカン！」上級医は叫んだ。
> 「胃管を入れて！」
> ——経鼻胃管挿入の25％で胃出血が同定できる
>
> 図2-24：胃管を入れる

③ 冷たいショック・その2　心原性ショック

○心原性ショックとは？

次は、心原性ショックについて見ていきましょう。

心原性ショックとは、心臓の収縮能が悪くなることで起こるショックです。ショックの中で唯一、カテコラミンが第一選択となります。カテコラミンというのは、イノバン®とかノルアドレナリンとか、血圧を上げる薬のことでしたね。

原因は図2-25に示したように、いろいろあります。

> ❖ 心収縮能の低下に伴うショック
> ❖ ショックの中で、唯一カテコラミンが第一選択となる。
>
> 【原因】いろいろ
>   心筋梗塞、心筋炎、心筋症
>   不整脈、
>   重症弁疾患、
>   収縮性心外膜炎、肺梗塞、肺高血圧症　など
>
> <u>図2-25：心原性ショック</u>

○ 初療はやっぱり『さるも聴診器』

　心原性ショックの診断についてです。
　ショック患者の初療では、『さるも聴診器』が大事ですね（図2-26）。出血性ショックでも同じでした。ショックでは『さるも聴診器』です。

> ショックの患者の初療では、『さるも聴診器』が大事。
>
> 超音波検査：心機能や壁運動の低下の有無
> 心電図検査：心筋梗塞の所見は？
> 胸部X線　：心拡大、上縦隔の拡大の有無
>
> これらを注意してみる
>
> <u>図2-26：心原性ショックの診断</u>

　超音波では心臓の動きがわかります。だからこれ、すごく重要です。心電図では、心筋梗塞の所見がわかる。だからこれもすごく重要。胸部

X線では、心拡大があったり、上縦隔の拡大があったりがわかる。だからこれもまた、すごく重要。

だから、『さるも聴診器』はどれも大事なんだけど、中でも特に、超音波検査と心電図検査、そして胸部X線の重要度は高いと考えておいてください。

上縦隔の拡大っていうのは、大動脈解離のときに上縦隔が拡大します。これはまた、胸部のとき（4時間目）にお話をします。

2時間目　ゲゲェ！ショックだぁ！　～ショックの初期対応と鑑別のための問診～

④ 冷たいショック・その3　閉塞性ショック

ショックを引き起こす3つの閉塞〜緊張性気胸、心タンポナーデ、肺塞栓症

閉塞性ショックについてです。冷たいショックの3つ目ですね。

閉塞性ショックって、そもそも何が閉塞するんですっけ？　そう、緊張性気胸と心タンポナーデ、そして肺塞栓症ですね。

緊張性気胸　どうやって起こる？

まずは緊張性気胸について見てみましょう。

例えば交通事故。横からバーンとぶつかって、肺に穴が開いたとしましょう。穴が開いたら空気が漏れる。このことを「気胸」って言うんですね。

ヘモグロビンは頭の血管から頸静脈を通って、上大静脈を経由して心臓に入ります。そして肺の動脈に入る。あるいは脚の方からなら、下大

静脈を通って心臓に入り、肺に行く。そして酸素を取り込む。こうやってぐるぐる循環するのが普通の状態です（図2-27）。

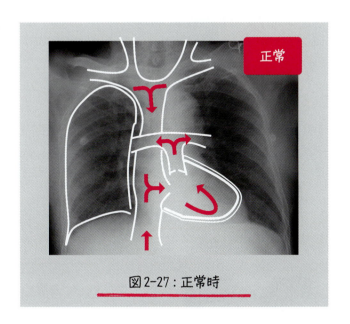

図2-27：正常時

　ところが気胸になると肺がしぼみます。呼吸は苦しくなる。ここまでが気胸ですね。そしてこのとき、「肺から漏れた空気はどこに行ってしまうの？」という話なんです。そう、胸郭ですね。胸郭に漏れた空気が溜まるんです。もう、パンパンに溜まってくる。そうなると、上大静脈が圧迫される。つまり上半身から心臓に戻る血管が圧迫されるんです。同様に下半身から戻る下大静脈も圧迫される。結果、心臓に血が戻りません。だから血圧がガクンって下がるんです。これを緊張性気胸による閉塞性ショックと呼んでいます（図2-28、29）。

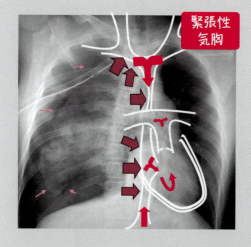

図2-28：緊張性気胸

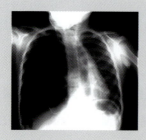

図2-29：右緊張性気胸のX線写真

　だから治療はどうするのかというと、胸腔穿刺ですよね。または胸腔ドレーンです。これらの方法で、パンパンになった胸郭から空気を外に抜いてあげるんです。すると良くなる。

　胸腔穿刺後の様子がこれ（図2-30）。上大静脈への圧迫が取れるので、心臓に血が戻る。下半身も同様に下大静脈への圧迫が解消され、心臓に

血が戻ります。

　緊張性気胸による閉塞性ショックには、胸腔穿刺やドレーンによる治療が非常に大事なんですね。

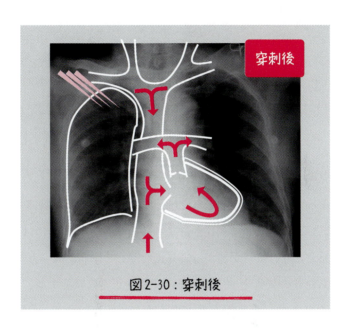

図2-30：穿刺後

○ 緊張性気胸 起こるとどうなる？

　緊張性気胸はショックになります。普通の気胸はショックではありません。呼吸が苦しくなるだけなんです。でも、緊張性気胸はショックです。

　患側は聴診器で呼吸音が聞こえなくなります。患側の胸の上がり下がりが悪くなります（図2-31）。空気が漏れている方の胸と、正常な方の胸とで、たたいてみたときに音が違い、漏れている方では鼓のような音がする。それを打診で「鼓音」と言います。

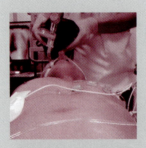
右胸郭に漏れた空気が溜まり膨隆している。右の呼吸変動がない。

図2-31：緊張性気胸の患者の胸の上がり下がり

　緊張性気胸では気管偏位も起こります。患側の胸郭が漏れた空気でパンパンになって、いろんなところを圧迫するのが緊張性気胸です。この、「いろんなところ」の中に気管も含まれるのです。具体的には、喉仏が曲がって見えたり、気管が曲がって見えたりしますね。調べ方としては、鎖骨の上あたりの気管を触ってみるんです。正常な状態では、気管はど真ん中にあります。それが左右どちらかに寄っていたら、「おかしい。胸郭がパンパンになって圧迫しているのでは？」と疑ってみましょう（図2-32）。

　皮下気腫も起こりますね。どういうことかと言うと、胸郭はもう、漏れた空気でパンパンなんです。それでもさらに空気が漏れ出してくるから、「どうする、俺たち。もう行き場がないよ。仕方がない、腋の下に行っちゃえ。背中に行っちゃえ」という具合に胸郭以外の場所にまで広がっていきます。このとき、皮膚の下に空気が入るんですね。腋の下などに、皮下気腫を触れる（図2-33）。これを見かけたら、「緊張性気胸が起こっているのかも……」と疑わないとダメですね。

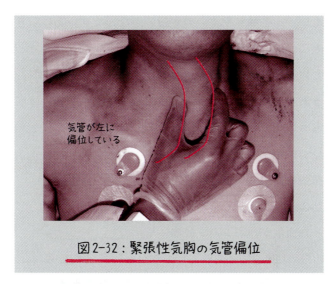

図2-32：緊張性気胸の気管偏位

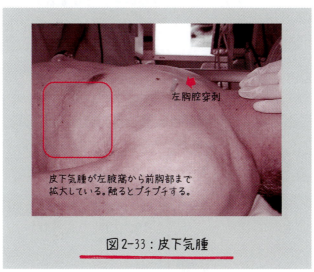

図2-33：皮下気腫

　皮下気腫を見つけやすいのは腋の下です。胸郭から空気が漏れてきますから胸の周りならどこでも皮下気腫はできますし、触って確かめることはできます。でも、乳房と大胸筋のところは触りにくい。背中も筋肉

で触りにくい。一番触りやすいのが腋の下なんです。あばら骨のところですね。そこがプチプチプチプチしてたら皮下気腫。ちょうどあの、家電製品などの緩衝材のプチプチみたいなやつです。いつまでもつぶしていたくなるあのプチプチ。わかりますよね？　あれがあれば皮下気腫です。あともう1カ所挙げるなら頸部です。頸部も筋肉がほとんどありませんから見つけやすいです。

頸静脈怒張も緊張性気胸のサインです（図2-34）。これは、頭から心臓に向かった血液が、パンパンに膨れた胸郭のためにせき止められてしまうから。「もうちょっとで心臓なのに、なんだか先に行けないぞ。どうする？ 仕方ないから頸静脈で止まっておくか」という具合ですね。この結果、頸静脈が怒張する。だから頸静脈が怒張している患者さんを見たら、「ありゃー、緊張性気胸が起こってしまってるかもー」と疑うんです。

> 頸静脈怒張は、他に心タンポナーデでも見られます

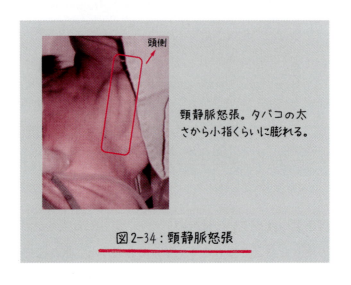

頸静脈怒張。タバコの太さから小指くらいに膨れる。

図2-34：頸静脈怒張

ただし、大出血だと頸静脈怒張は起こりません。ここが落とし穴。覚えておいてください。

◯ 緊張性気胸 どうやって治療する？

治療はまず、胸腔穿刺ですね。鎖骨中線第2肋間を太いサーフローなどで刺します。あとは胸腔ドレーンという管を胸に入れて、漏れた空気を外へ出す。太いのを刺すんですね。小指ぐらいの太さのやつです。手を上げて、乳頭の高さの腋の下から刺します。ドレープをかけるときは、おっぱいが見えるようにかけましょう。おっぱいの位置からドレーンを入れたらOK。足側から入れてたら、「ちょっと低いんじゃないの？腹部に刺さっちゃいますよ」と思わないとダメですね。

◯ 心タンポナーデ 仕組みと治療

心タンポナーデについて見ていきましょう。

心タンポナーデの原因は心臓破裂や大動脈解離です。破裂して漏れ出した血が心臓の周りの袋に溜まってしまうのが心タンポナーデです。こうなると、心臓は拡張できません。だからショックを起こしてしまう。これが心タンポナーデによる閉塞性ショックです。

心臓の破裂、あるいは穴が開いて血が漏れ出すという現象は、心筋梗塞で起こります。かと思えば、交通事故で起こることもある。病気や事故など、心臓に穴が開く理由はいろいろあるんです。

図2-35を見てください。心臓の周囲にある赤い部分。これが心嚢です。心臓が入っている袋ですね。普段は袋と心臓が密着しているので何も問題は起こらないんですね。

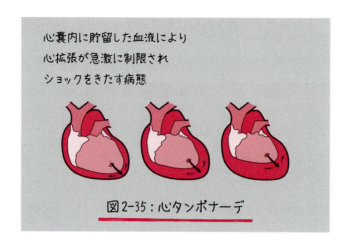

図2-35：心タンポナーデ

　一番左の図で、心臓に穴が開きました。袋の中に血液が漏れ出しています。真ん中の図では、漏れる量が増えています。さらに漏れつづけたのが一番右の図。こうなると漏れ出した血液が袋の中を占領してパンパンになるので、心臓が拡張できなくなるんです。

　さらに、漏れ出して袋を占拠している血液によって心臓が圧迫されますから、頸静脈から心臓に戻ろうとする血液の流れが滞ってしまいます。血が戻りたくても戻れないんです。これこそが閉塞性のショック。心タンポナーデによる閉塞性ショックとはこのことです。

　だから緊張性気胸と同じことが起こるんです。何が起こるかわかります？　頸静脈が腫れるんですよ。「うわ、頸静脈が腫れてるよ。緊張性気胸かな、心タンポナーデかな。どっちにしても、閉塞性ショックの疑いありだな」って考えるわけですね。

　心タンポナーデの治療は、袋に溜まった血を抜くことです。針を刺して抜いています。

○ 肺塞栓症 仕組みと特徴

閉塞性ショックの3つ目、肺塞栓症です（図2-36）。

> ◆肺塞栓症の診断は、下腿の腫脹の観察
> ◆リスクファクターを問う（4時間目：胸部の講義で説明）
> ◆酸素投与してもSpO_2が上がらない
> ◆D-dimer が高値
>
> 図2-36：肺塞栓症

肺塞栓症の診断には、下腿の腫脹の観察を行います。なぜでしょうか？それを考えるために、肺塞栓症の仕組みを理解しておきましょう。

まず、足に血栓が溜まります。これが下大静脈を通って心臓に運ばれます。そして次に肺の動脈に行きます。ここで詰まってしまうのが肺塞栓症。だから下腿の血栓による腫脹を観察するんですね。

それから、リスクファクターを問いましょう。これについては後ほどの講義（4時間目）で説明します。

肺塞栓症では酸素を投与してもSpO_2が上がりません。なぜかと言うと、肺の血管が詰まっているから、ヘモグロビンが肺まで到達できないんです。だから酸素を投与しても、ヘモグロビンは酸素を担ぐことができない。結果、SpO_2が上がらないんです。

それから、血液検査のD-dimerが上がります。

コラム 「冷たく湿っている」が通用しない!?

　心原性ショックについていろいろ話してきました。
　こちらは青森県八甲田山の雪崩事件です。二十数人が雪崩に巻き込まれて、10人が死傷しました。
　私もこのとき、救出に行きました。そこでの会話が次のような感じ。
私「どうだ？」
看護師「手が冷たく湿っています」
私「冷たく湿ってるってことは、ショックか!?」
看護師「厚い登山服でマンシェットが巻けません」
私「ちょっと待って、われわれの手はどう？」
看護師「われわれも冷たく湿ってショックです」
　救急室では「冷たく湿ってる」はショックですが、寒冷環境では、それだけでは判断できません。やはり橈骨動脈をきちんと触ることが大事ですね。ちゃんと橈骨動脈を触って、脈拍も確かめましょう。

> 2時間目　ゲゲェ！ショックだぁ！　～ショックの初期対応と鑑別のための問診～
>
> ❺ 温かいショック・その1　神経原性ショック

○神経原性ショックの仕組みと特徴

　次は神経原性ショックです。ここからは温かいショックについてです。

　神経原性ショックって何のことでしょう？　脊髄損傷のことですね。頸椎や胸椎、腰椎など、脊髄の損傷に伴うショックが神経原性ショックです（図2-37）。事故やケガなどで脊髄損傷を起こすことが多いですが、中でも多いのが、頸椎の損傷です。頸椎の骨の数は7個です。

◆脊髄損傷
◆交感神経緊張低下⇒末梢血管の拡張
◆徐脈、末梢が温かい、尿量正常

図2-37：神経原性ショック

　脊髄損傷になると、交感神経がダメになります。交感神経って何をしてるんでしたっけ？　例えば、ボクシングのゴングがカーンって鳴ったときの選手。交感神経が働いています。スピードスケートの選手がスタートラインについて、ピストルを待っているとき。このときも交感神経が働いています。つまり、心や体をピシっとさせているのが交感神経ですね。戦闘態勢とかも交感神経です。

　じゃあ、脊髄損傷で交感神経がダメになると、どうなるのか？　ボクシング選手は、ゴングが鳴っても気合が入らずふにゃふにゃ。スケート

選手もスタートダッシュどころじゃない。みんな、なよなよでたらたらしてしまいます。これが、交感神経がダメな状態です。

どうしてこうなるかというと、交感神経は頸部を通っているから。脊髄損傷に伴って、これがバチっと切れてしまうんです。だから交感神経が働かなくなる。

別の言い方で交感神経の働きを説明すると、脈拍を速くするという説明ができます。心臓がドクドクするんですね。それが働かないということは、脈は遅くなるということ。それから、血管も開いてしまいます。

余談ですが、「老眼のせいか、血管確保がうまくできないようになってきた」というときは、脊髄損傷などで交感神経が働いていない人を担当するといいです。交感神経がダメになっているから血管が緩いでしょ。ということは、針が入りやすいんです。名誉挽回のチャンスです。

この他に、末梢が温かい、尿量は正常という特徴があります。以上が神経原性ショックです。

2時間目　ゲゲェ！ショックだぁ！　〜ショックの初期対応と鑑別のための問診〜

コラム 青森・八戸にキリストの墓が！

青森県の八戸って、すごいところなんです。

この写真（**図2-38**）、わかります？　キリストの墓です。キリストの墓は世界に2つしかありません。エルサレムと八戸です[※]。すごいでしょ？

2時間目　ゲゲェ！ショックだぁ！　〜ショックの初期対応と鑑別のための問診〜

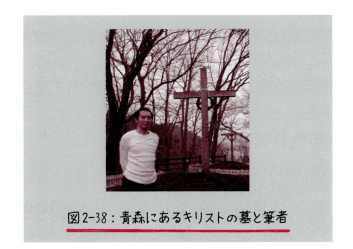

図2-38：青森にあるキリストの墓と筆者

　キリストは十字架に磔にされて処刑されたことになっています。でもあれは実は、弟のイスキリっていう人が身代わりになって処刑になっていたんです。そしてキリスト本人は、地中海に逃れて大西洋を渡り、太平洋も渡って青森に上陸しました。バスコ・ダ・ガマなんかよりずっと前の時代ですよ。その前に大航海をしていたんです。そして、キリストは八戸で109歳まで生きたそうです。

　この墓がある村の名前は、戸来村（現在は新郷村）。この村の盆踊りはヘブライ語。さらに、このお墓を守っている家の家紋はダビデのマークです。

　お墓のそばには、「エルサレムとの友好の石」があります。そこには、「この墓は本物だ」といった内容のことが書いてあります。すごいですよね。世界でたった2つですよ。なんで世界遺産じゃないんでしょうね。嘘だと思ったら見にきてください。お墓、意外に新しいんですけどね。
※厳密には八戸市近くの青森県三戸郡新郷村にあります。

⑥ 温かいショック・その2 敗血症性ショック

○ 敗血症性ショックの仕組み

さあ、温かいショックの続きです。次は敗血症性ショックです。

敗血症性ショックはまず、細菌から出る毒によって末梢血管が拡張します。そして、末梢血管の拡張が血圧低下を引き起こす。これが敗血症性ショックです。

先ほどの神経原性ショックでは、頸髄など脊髄損傷が末梢の血管拡張を引き起こすという話をしました。「末梢の血管拡張」というところが敗血症性ショックと共通していますね。だから両方とも、温かいんです。ただし、敗血症性ショックが死にそうなくらいに重症になると温かさが消え、冷たくなります（図2-39）。

細菌から放出されるエンドトキシンやさまざまなサイトカインによって、末梢の血管が拡張することで、血圧低下をきたす。

四肢末梢は温かいため、warm shock と呼ばれる。

じゃあ、敗血症ってなに？？？

図2-39：敗血症性ショック

◯ そもそも、「敗血症」とは？

　じゃあ、「敗血症って何？」っていうところが気になりますよね。感染症で生命を脅かす臓器障害が出てしまった状態を「敗血症」と呼びます（図2-40）。

　以前は全身性炎症反応症候群（SIRS）と関連するといわれていましたが、2016年から変わりました。また、「重症」という言葉はつけなくなりました。

```
「感染症に対する制御不能な
生命を脅かす臓器障害」→敗血症
❌ 旧（SIRS＋感染症）＝敗血症
旧 重症敗血症（敗血症＋臓器障害）
　　　　　　→敗血症（重症はつけない）
```

図2-40：敗血症の定義
（第45回米国集中治療医学会 2016.2.22）

　敗血症の診断は、ERや病棟ではquick SOFAスコア（qSOFA）を使います（図2-41）。感染症があって、qSOFAが2点以上で敗血症を強く疑います。qSOFAスコアは「呼吸数22回/min以上」「精神状態の変化」「収縮期血圧100mmHg以下」が各1点です。

> ❖ 非ICU患者（院外、ER、一般病棟）
>   ・感染症が疑われ、quick SOFA スコア (qSOFA) で2点以上
>   ・qSOFA スコア各1点
>   ★「呼吸数22回/min以上」
>   ★「精神状態の変化、意識障害」
>   ★「収縮期血圧100mmHg以下」
> ❖ ICU患者
>   ・感染症が疑われSOFA スコアが2点以上増加
>
> 図2-41：敗血症の診断基準[1]

敗血症性ショック＝十分な輸液をしても血圧低下をきたした敗血症

　話を敗血症性ショックに戻しましょう。敗血症性ショックとは、輸液をしても血圧の低下をきたした敗血症のことです。致死率は30〜50％にのぼります。血圧低下した敗血症で、適切な輸液負荷（30mL/kg以上）を行ったにもかかわらず、平均血圧65mmHg以上を維持するために、昇圧薬（ノルアドレナリンなど）を必要とし、かつ血清乳酸値（Lac）が2mmol/L（18mg/dL）以上のとき、「敗血症性ショック」と言います（図2-42）。

> 適切な輸液負荷を行ったにもかかわらず
>
> 平均血圧65mmHg以上を維持するための
> 循環作動薬（ノルアドレナリンなど）を必要とし
>
> かつ血清乳酸値（Lac）が2mmol/L（18mg/dL）以上
>
> 図2-42：敗血症性ショック[2]

◯敗血症性ショックの治療

　敗血症性ショックの治療はどんなことをすればいいでしょうか？

　まずは輸液ですね。それから、ノルアドレナリンを昇圧薬として使います。

　抗菌薬も使います。あと、気管挿管や人工呼吸器管理も行います。

　さらに、輸血も治療方法の一つです。ここで疑問が出てきませんか？出血の治療として輸血を行うことは納得できます。でも、出血していない敗血症に対して輸血って、どういうことでしょう？

　この謎を解くヒントは、「ショックには酸素が関係している」ということです。

　例えば、いま、私の体にヘモグロビンが8個あって体中を回っているとしましょう。そんな私が、敗血症性ショックになったとします。このとき、肝臓や脳などの臓器は激しく酸素を欲しがります。これに応えようと、8個のヘモグロビンは体中をぐるぐるぐるぐる回ります。必死に回ります。でも、やっぱり酸素が足りない。そこで、気管挿管や人工呼吸器で酸素を送り込みます。ヘモグロビンたちは、さっきよりも多くの酸素を背負って体中を回ります。それでもやっぱり酸素が足りない。臓器は「もっと酸素をくれ」と言ってくるのです。

　そこでどうするか？　そうです。助っ人を呼ぶのです。ヘモグロビンたちはこんな会話をしているかもしれませんね。

ヘモグロビン8号：すいません。われわれ、一生懸命頑張っているんですけど、もう限界なんです。助けにきてくれませんかね。

ヘモグロビン9号：いいよ。

ヘモグロビン10号：俺も行くよ。みんなで頑張ろうよ。

ヘモグロビン8号：ありがとうございます。みんなー。助っ人が来てくれたよー。

ヘモグロビン9号：はじめまして。ヘモグロビン9号です。よろしくお願いします。

ヘモグロビン10号：10号です。はじめまして。一緒に頑張りましょう。

　こんな感じで助っ人を呼ぶのが輸血です。助けを呼んできて、みんなで頑張るんです。だから敗血症性ショックの治療には輸血を行う。血を濃くするんですね。

　話を治療に戻しまして、膿(うみ)があったときは切開をします。外科的ドレナージ術です。以上が敗血症性ショックに対する治療です（図2-43）。

```
◆大量輸液
◆カテコラミン（〇ノルアドレナリン、×ドーパミン、
　　　　　　　　　　△ドブタミン）の投与
◆広域抗菌薬の投与
◆気管挿管、人工呼吸器管理
◆輸血（Ht＞30％を目指す）
◆膿瘍などがあれば、外科的ドレナージ術
```

図2-43：敗血症性ショックの治療

2時間目　ゲゲェ！　ショックだぁ！　～ショックの初期対応と鑑別のための問診～

問題　温かいショックはどれ？

はい、ここで質問です。手足が温かいショックは**図2-44**の3つのうちどれでしょう？

1. 神経原性ショック
2. 出血性ショック
3. 緊張性気胸

図2-44：Q. 手足が温かいショックはどれ？

答えは神経原性ショックです。脊髄損傷によるものですね。

2時間目　ゲゲェ！　ショックだぁ！　～ショックの初期対応と鑑別のための問診～

⑦ 温かいショック・その3　アナフィラキシーショック

○アナフィラキシー＝全身蕁麻疹＋ABCDのいずれか

温かいショックの最後は、アナフィラキシーショックです。

アナフィラキシーショックの治療はどうするでしょうか？　さあ、**図2-45**のどれ？

> 1. ステロイド
> 2. 強力ミノファーゲン
> 3. アドレナリン
>
> 図2-45：Q.アナフィラキシーショックの治療はどれ？

　答えはアドレナリンですね。

　そもそも、アナフィラキシーって何なんでしょうか？　どういう症状のことなんでしょうか？

　例えば、スズメバチに刺されたらアナフィラキシーでしょうか？　造影剤を飲んでおかしくなったら？　風邪薬を飲んでひっくり返ってしまった場合は？　どういう状態をアナフィラキシーって言うんでしょうね。

　その答えが図2-46です。まず、80％以上の人は全身に蕁麻疹が出て真っ赤っ赤になります。その上で、次のいずれかの症状が出ればアナフィラキシーです。

　1つ目は喉頭浮腫です。症状としては嗄声(させい)があります。声がかすれてしまうんですね。2つ目は喘息の症状です。3つ目はショック。脈が弱くなります。そして4つ目が下痢や腹痛。これら4つ、英語の頭文字をとってABCDと言われますが、「全身蕁麻疹＋ABCDのいずれか」という症状になればアナフィラキシーです。

　先ほどのススメバチを例にして考えてみましょう。スズメバチに刺されて、喘息の症状が出ている。体を見てみれば、全身が蕁麻疹で真っ赤っ赤。これはアナフィラキシーですね。

Dr.林のアナフィラキシーのABCD

全身蕁麻疹 ＋ 以下のどれかがあれば…
A：Airway　→喉頭浮腫
B：Breathing　→喘息
C：Circulation　→ショック
D：Diarrhea　→下痢、腹痛、嘔吐

図2-46：アナフィラキシー

　そばを食べたときはどうでしょう。そばを食べて、全身が真っ赤っ赤になった。さらに下痢になっている。アナフィラキシーですね。

　風邪薬を飲んだ人が、全身に蕁麻疹が出ている。さらに、かすれ声、声が出にくく呼吸困難になっている。これもアナフィラキシーです。

　このように、「全身蕁麻疹＋ABCDのいずれか」を認め、皮膚のみならず、内臓まで腫れてくるものが、アナフィラキシーなんです。

　この人は、蕁麻疹で体が真っ赤っ赤です（図2-47）。さらにショック症状と呼吸困難の症状が現れています。アナフィラキシーショックですね。

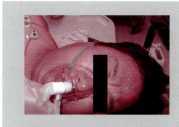

ショック。顔面浮腫。
呼吸困難。蕁麻疹。

図2-47：アナフィラキシーショックの症例

◎蕁麻疹と紅斑はアナフィラキシーの症状！

　蕁麻疹では皮膚がわずかに盛り上がり赤くなります。かゆみを伴います。紅斑も指で押すと赤みが薄く白くなります。離すと元の真っ赤に戻ります。どちらもアナフィラキシーの皮膚症状です（図2-48）。

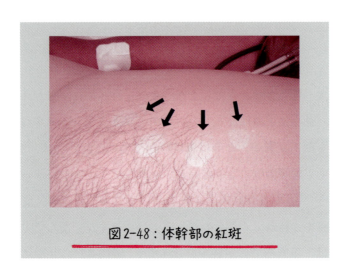

図2-48：体幹部の紅斑

◎アナフィラキシーショックの特徴

　アナフィラキシーの死因の第1位は窒息です。第2位は喉頭浮腫や致死的喘息、つまり呼吸不全。そして第3位はショックです。
　アナフィラキシーショックは血管拡張を伴います。血管拡張といえば、神経原性ショックや敗血症性ショックと同じですね。血管が拡張して、それによって血液が足りなくなる。結果、ショックが引き起こされます。アナフィラキシーショックもこの仕組みなんです。
　もう一つ、アナフィラキシーショックに伴って起こっているのが、血

漿漏出です。

　人間の血管には穴が開いています。健康な状態のときは、この穴は閉じています。だから血液はスムーズに流れている。ところが具合が悪くなってくると、穴が開くんです。当然、そこから血液が漏れ出しますね。そうなると大量点滴が必要です。顔はむくむのに、血圧はまったく上がってこない。おしっこも出なくなる。この状態が血漿漏出です。血管の穴からどんどん血液が漏れちゃって、血圧が下がる。そしてショックになる。こういうことが起こっています。だからアナフィラキシーショックになったら、血漿が漏れて唇が腫れたり目がむくんだり、あとは喉が腫れたりっていう症状が現れます。

　血管拡張と血漿漏出は、脱水性ショックを引き起こします。だからアナフィラキシーショックは脱水性ショック（hypovolemic shock）だと言うことができるんです。

　治療はリンゲル液の点滴です。アドレナリンを筋注で入れます。下肢の挙上も効果はあるんですが、病院では、一刻も早くアドレナリンの筋注を行うようにしています。ただ、病院じゃない場所では他にできることがないので、下肢挙上を行います（図2-49）。

❖アナフィラキシーの死因の一番は窒息や呼吸不全（喉頭浮腫、致死的喘息）で次にショックである。
❖アナフィラキシーショックは血管拡張と血漿漏出によるhypovolemic shock（脱水性ショック）である。
❖下肢の挙上は効果がある。

図2-49：アナフィラキシーショックはhypovolemic

◯正しい治療①：アドレナリン
　～作用を理解しよう～

アナフィラキシーの正しい治療について見ていきましょう。まずはアドレナリンです。これは特効薬です（図2-50）。

> ❖ アドレナリンには気管支拡張、粘膜浮腫改善、昇圧作用などの効果がある。
> ❖ cAMP（サイクリックAMP）を増やして肥満細胞から化学物質が出てくるのを抑える作用（脱顆粒抑制作用）が最も大事である。
>
> 図2-50：アドレナリン

　アドレナリンにはいくつかの作用があり、1つ目は気管支拡張作用です。アナフィラキシーでは喘息の症状が出ることがありますよね。それに対してアドレナリンを使えば、気管支を広げてくれるので非常に効果が高いんです。

　例えば喘息の小学生に対してアドレナリンあるいはボスミン®（同じ薬剤）を皮下注または筋注します。すると喘息の症状が治まる。アドレナリンは気管支を広げる作用があるんです。ただしアナフィラキシーには筋注でお願いします。皮下注では、効くまで時間がかかりすぎますから。アドレナリン、エピネフリン、ボスミン®はすべて同じ薬です。

　2つ目の作用は粘膜浮腫を改善する作用です。

　鼻血に対してアドレナリンガーゼを当てます。すると、血が止まりますよね。あれは、アドレナリンが鼻の粘膜を収縮させたからです。粘膜がきゅーって縮むことで、血が出ていた血管を塞いでしまいます。そうすることで止血ができたんです。

ですから、喉頭浮腫や気道閉塞で窒息、呼吸困難のときにアドレナリンを筋注で入れると、喉頭や気道の腫れが取れる。これも粘膜浮腫改善作用の例です。

3つ目は昇圧作用です。心肺蘇生のときに、アドレナリンを静注で入れますよね。すると血管がぎゅーって締まって血圧が上がる。これが昇圧作用です。

これら3つの作用があるからアドレナリンはアナフィラキシーショックに対する特効薬とされています。でも、さらにいい作用がある。「これがあるからアドレナリンは最高！」と言われている作用です。それが、図2-50に書いた「cAMP（サイクリックAMP）を増やして肥満細胞からヒスタミンなどの化学物質が出てくるのを抑える作用（脱顆粒抑制作用）」です。

何のことかわからないですよね？　スズメバチに刺されたケースで考えてみましょう。

スズメバチに刺されると、体の中に毒が入ってくる。毒は体中に回って、蕁麻疹や喘息などの原因となる物質を体内で肥満細胞から誘導しはじめる。この物質が、とにかくいろんな悪さをする。そこにアドレナリンを入れるんです！　するとアドレナリンは体を駆け回って、肥満細胞の根っこをぎゅって抑える。悪さの根本をズバッと断つ。これがアドレナリンです。もう、ほんとにいい働き。素晴らしいです。

まるで見てきたように言ってますけど、もちろんこの目で実際に見られるものじゃありません。でも、この、根本をズバッと断つというアドレナリンの働きこそがアナフィラキシーショックの根本治療であり、アドレナリンがアナフィラキシーショックに対する特効薬とされるゆえんなんです。

○正しい治療①：アドレナリン
〜投与方法をマスターしよう〜

アドレナリンの投与方法について見ていきましょう。

さあ、図2-51の中のどれが適切な投与方法でしょうか？

```
1. 1A 静注
2. 1A 筋注
3. 0.3mg 筋注
```

図2-51：Q.アドレナリンの適切な投与方法はどれ？

　答えは0.3mg筋注ですね。1A静注なんてダメですよ。生きてる人にアドレナリンを1A静注したら頻脈から心室細動になります。必ず0.3mg筋注ですよ。1Aは1mgですから、だいたい3分の1ぐらいですね。私のように体が大きめの人なら0.5mg、80歳のおばあちゃんのように小柄な人なら0.2mgといった具合に調整します。

　アドレナリンは静注じゃダメなんでしょうか？　結論から言うと、静注でも構いません。ただし静注の場合は、投与する量は0.1〜0.2mgと、筋注に比べて少なめです。生理食塩水で10倍に希釈して使います。

　また、hypovolemic shock（脱水性ショック）に対しては、1〜2Lの生理食塩水かリンゲルを急速に輸液します（図2-52）。

> ❖ アドレナリン1回0.3〜0.5mg筋注。
> ❖ 静注はアドレナリンを生理食塩水で10倍希釈し、1回0.1〜0.2mg、5〜10分間隔。
> ❖ hypovolemic shockに対して、1〜2Lの生理食塩水かリンゲルの急速輸液を開始する。
>
> 図2-52：アドレナリン投与のポイント

正しい治療②：ステロイド

正しい治療その2は、ステロイドについてです。

アナフィラキシーショックに対してステロイドを使うかどうかというと、使います。ただし速効性はありません。使用する目的はというと、アドレナリンの反応性を増強すること、化学物質合成を抑制すること、そして遅発性反応を抑制することです。

ここで言う遅発性反応というのが、図2-53にある3つ目の説明です。

> ❖ ステロイド（ソル・コーテフ®など）には速効性はない。
> ❖ アドレナリンの反応性増強、化学物質合成を抑制し、遅発性反応を抑制する目的でステロイドを使用する。
> ❖ いったん症状が改善した後で、1〜8時間後に再燃する患者が20％存在する。
>   →ステロイドで抑えるらしい（エビデンスは乏しい）
>
> 図2-53：ステロイド

アドレナリンを使って治療すると、いったん症状が改善した後で、1〜8時間後に症状が再燃することがマレにあるんです。「いやー、危なかっ

たね。アドレナリンのおかげで治まったね」と言って帰っていった患者さんのうち20％が、1～8時間後に症状を再発させて戻ってくるんです。ステロイドは、こういった事態が起こらないようにする目的で使っています。ただし、ステロイドを使っても遅発反応は起きていますから安心はできませんね。

◯ひと目でわかる！アナフィラキシーショックの治療方法

アナフィラキシーの治療方法の第一選択、第二選択、第三選択といった順番と、重症度合いとの兼ね合いを整理した図がこれです（図2-54）。

重症度	第一選択	第二選択	第三選択
軽症	アドレナリン0.3～0.5mg IM	ポララミン®IV/IM	
中等症	アドレナリン0.3～0.5mg IM リンゲル全開1L 酸素	ポララミン®IV/IM ソル・コーテフ®100mg、6h毎 ソル・メドロール®125mg、6h毎	
重症	酸素、気管挿管 アドレナリン0.3～0.5mg IM 　10mLに希釈して0.1mg IV リンゲル全開1～2L 昇圧剤（ノルアドレナリン）	ソル・コーテフ®100mg、6h毎 ポララミン®IV/IM ネオフィリン®250mg/30分 ベネトリン®吸入	グルカゴン1mg、2分IV H₂ブロッカー（保険適応外）
心停止	アドレナリン1mg IV	リンゲル全開2～4L	

IM：筋肉注射　　IV：静脈注射

図2-54：アナフィラキシーの治療

まず第一選択を見ると、軽症ではアドレナリンを0.3～0.5mg筋注。中等症では同じくアドレナリンを筋注。重症でも同じくアドレナリンを筋注です。というわけで、第一選択は軽症から重症まで全部アドレナリンを0.3～0.5mg筋注です。覚えやすくていいですね。

次に第二選択です。ここでは抗ヒスタミン薬を使います。ポララミン®のことですね。軽症と中等症ではポララミン®を使いましょう。さらに、中等症ではソル・コーテフ®100mgまたはソル・メドロール®125mgも用います。ステロイドは重症でも同じ量を使います。

最後に第三選択です。ここまで来るのは重症だけです。重症時の第三選択としては、グルカゴンを使います。それから、H₂ブロッカーも使う。H₂ブロッカーは胃薬のことです。

あと、心停止のときについても知っておく必要がありますね。心停止のときの第一選択はアドレナリンです。使用量は1mg。つまり多いときは3A使うという意味です。多いですね。第二選択のリンゲルも同様に量は非常に多い。2〜4Lです。

◯ 注意！ 短時間作用型ステロイドでアナフィラキシーに最適な薬は存在しない

「短時間作用型ステロイドで、アナフィラキシーに最適な薬剤はない」と書いてあります（図2-55）。どういうことかというと、コハク酸エステル型というステロイドがあるんです。具体的にはソル・コーテフ®やプレドニン®、サクシゾン®、ソル・メドロール®といったものです。これらはアスピリン喘息に使ってはいけないんです。コハク酸エステル型のステロイドは白い粉になっていて、水に溶けやすくしている。これがアレルギーを引き起こすんですよね。

	コハク酸エステル型（アスピリン喘息に控える）	リン酸エステル型
防腐剤として亜硫酸塩、パラベン添加（アナフィラキシーの一因）	ソル・コーテフ®500mg プレドニン®10mg	ハイドロコートン 100mg デカドロン リンデロン®
添加なし	ソル・コーテフ®100mg サクシゾン® ソル・メドロール®125mg	最適だが薬剤なし

アレルギーの原因になる

図2-55：短時間作用型ステロイドで、アナフィラキシーに最適な薬剤はない

　だから、ステロイドを使うときは患者さんに確認しないといけない。「あなたはアスピリン喘息ですか？」って。その上で「はい、アスピリン喘息です」となると、別のステロイドを使うことになる。それが、リン酸エステル型のステロイドです。具体的にはハイドロコートンやデカドロン、リンデロン®です。これらはアンプルに入っている水薬です。

　ただ、水のステロイドであるハイドロコートンやデカドロン、リンデロン®には、防腐剤としてパラベンが入っているんです。パラベンはアナフィラキシーの原因です。ということは、よかれと思って水のステロイドを選んだのに、そのことによってアナフィラキシーが悪くなるという結果になる。困った話ですよね。

　じゃあ、粉であるコハク酸じゃなくて、パラベンも添加されていないステロイドはないのか、という話になりますよね。これがないんです。残念ながら、存在していません。

　ですから使い方としては、まずはアスピリン喘息の有無を確認する。「なし」となったら、コハク酸であって、なおかつパラベンが入っていない

ステロイドを使う。つまり、ソル・コーテフ®、ソル・メドロール®の中でも大きい方の500mg入りのものではなく、小さい100mg、125mg入りのものを選んで使うんです。

まとめ ショックの重要ポイント

まとめです（図2-56）。

冷たいショックは出血、心原性、閉塞性です。

出血性ショックはクール・タキです。輸液に対する反応で輸血を開始しましょう。

アナフィラキシーショックは蕁麻疹＋ABCD。アドレナリン0.3mg筋注が第一選択の治療です。

◆冷たいショックは、出血、心原性、閉塞性
◆出血性ショックは、クール・タキ
　輸液に対する反応で、輸血を開始
◆アナフィラキシーショックは、蕁麻疹＋ABCD。アドレナリン0.3mg筋注

図2-56：まとめ

3時間目

頭が悪いの?
~意識障害、失神、頭痛など~

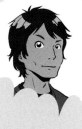

福井大学医学部附属病院 総合診療部
林 寛之

3時間目　頭が悪いの？　～意識障害、失神、頭痛など～

① 意識障害 どうやってアプローチする？

○ 頭の救急における3大重要項目：意識障害、頭痛、失神

では、今日は頭の病気についてです。

「頭が悪いの？」って、失礼なタイトルですよね。思わず「ほっといて！」と言いたくなりますね（テヘ）。

頭の救急については、意識障害と頭痛、それから失神の3つに絞ってお話をします。

失神については先に答えを言ってしまいますが、失神では頭以外の病気を考えてください。だから、失神の患者さんに対して、「頭が悪いの？」とは言わせませんよ、ということです。

○ まずは低血糖の可能性を否定！

さて、意識障害を起こしている患者さんが搬送されてきました。血圧は150/80mmHg、脈拍は72回/min、呼吸数は12回/min、体温は36.5℃ですから、バイタルサインは安定していますね。しかし、どうも左手と左足の動きが悪いような気がします。酸素、ルート確保、モニターをするとして、さあ、その次には図3-1の3つのうちどれをしますか？

3時間目 頭が悪いの？ ～意識障害、失神、頭痛など～

> 血圧150/80mmHg、脈拍72回/min、呼吸数12回/min、体温36.5℃。
> どうも左手足の動きが悪い気もする？
> 酸素、ルート確保、モニター、
> さて、次にするのは？
>
> 　　　1. 頭部CT
> 　　　2. 心電図
> 　　　3. 血糖測定
>
> 図3-1：Q.意識障害の患者。次にするのは？

　はい、手を挙げてください。

　答えは血糖測定です。実は、2%の確率ではありますが、低血糖でも麻痺が出るんです。このとき、デキスター（血糖測定器）チェックはすぐにできますから行ってください。

　意識障害の6割は頭が原因で、4割が代謝異常ですから、先ほどの問題の答えをCTと考えた人もおおむね間違いではないです。でも、どんなに「CTを撮りに行きたい、行きたい」と思っても、まずは血糖値を測らないとダメです。なぜなら、低血糖だと死んじゃうから。死の危険があるから、とにかく先に血糖値を測るんです。

　余談ですがアメリカでは、意識障害の原因の比率が反対になります。6割が代謝異常で、4割が頭の疾患です。アメリカの代謝異常って、何が原因で起こっていると思いますか？　答えはドラッグ、つまり麻薬です。アメリカの根深い問題ですよね。

　さて、この話が意味するのは、「治しうる病気はちゃんと速やかに見つけようね」ということです。特に糖尿病の病歴は気をつけてください。糖尿病患者の場合、「ご飯を食べている最中だから低血糖は大丈夫」と

いう情報はむやみに信じてはいけません。なぜなら、こんなことがありました。

　この前、レストランから救急で運ばれてきたおじいちゃんのことです。「レストランだから、飯があって食べたでしょ。だから低血糖になるわけないよね」と言ってたんですが、デキスターで測ってみたらLowですよ。そこで目が覚めた本人に聞いたら、インスリンを打って、ご飯を待ってる間に気分が悪くなり、「はい、おまちどお！」ってご飯が出てきて、一口も食べる間もなくそのままふっと倒れたそうです。インスリン打って、一口も食べてないなんて、やめてほしいですね（笑）（図3-2）。

❖ 何がなんでも低血糖の否定から！
❖ 麻痺が出ることもある！
❖ デキスターチェックはすぐできる
❖ 意識障害　6割→頭、4割→代謝異常
❖ 治しうる病気をみすみす見逃してはならない
❖ 意識障害患者の受け入れ時にはデキスターを用意すべし！

糖尿病の病歴を見逃すな！

図3-2：意識障害＋バイタルサイン安定

◯4つのステップでアプローチ

　意識障害の対応では、バイタルサインが不安定なら『さるも聴診器』で対処します。安定しているなら、『DO「DONT」』をチェックします。これについては後で説明します。

次に意識障害の場合、何がなんでもCTに行ってください。麻痺があろうがなかろうが、CTに行くことが必要です。くも膜下出血や小脳・脳幹の出血や梗塞では、麻痺がでないことが多く、身体所見は当てにできません。

そしてCTで異常がないなら、次は「AIUEOTIPS」で鑑別をします。こういう流れでアプローチしていくと、意識障害に無駄なく素早くきちんと対応できます（図3-3）。

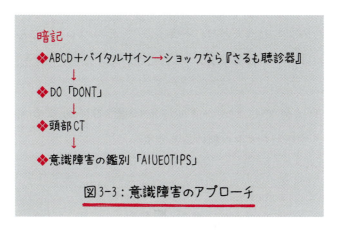

図3-3：意識障害のアプローチ

◯ バイタルサインが安定していたら『DO「DONT」』をチェック

先ほど言った『DO「DONT」』ですが、これは一体何のことでしょう？OはOxygen（酸素）です。じゃあ、**図3-4**の3つのうち、間違っているのはどれでしょう？

> Oは Oxygen（酸素）。では他の3つは何？
> 間違っているものはどれ？
>   1. D：ジアゼパム
>   2. N：ナロキソン
>   3. T：チアミン（ビタミンB_1）
>
> 図3-4：『DO「DONT」』って何？

　答えはD：ジアゼパムが間違いです。一般名で書いてあるから難しいですが、Dのジアゼパムとは、セルシン®、ホリゾン®のことです。意識障害にはルーチンにセルシン®は打たないですから、これが間違いですね。

　では、Dは何でしょうか？　答えは図3-5にありますが、DはDextrose、すなわちブドウ糖のことです。

D：Dextrose	ブドウ糖 →低血糖補正
O：Oxygen	酸素 →低酸素
N：Naloxone	ナロキソン（麻薬拮抗薬） →麻薬中毒
T：Thiamine	ビタミンB_1 →ウェルニッケ脳症予防 　特に大酒飲み、ダイエット

治せる代謝異常を早く治せ！

図3-5：『DO「DONT」』

　ではあらためて、『DO「DONT」』を見ていきましょう。

　Dはブドウ糖のこと。低血糖を見つけたらブドウ糖を打ちましょうと

いう意味です。

　OはOxygenです。低酸素に対しては酸素を投与するという意味です。ところで、SpO₂が100％なのに酸素を与えないといけない場合があります。どんなときでしょうか？　一酸化炭素中毒のときですね。「意識障害を起こしているけど、SpO₂が100％だから酸素を与える必要はない」という考え方は間違いです。一酸化炭素中毒で意識障害を起こしている可能性があるからです。意識障害を起こした状況を聞き出し、必要に応じて血液ガスでCO-Hb（カルボキシヘモグロビン）を測定しましょう。

　NはNaloxone（ナロキソン）で、麻薬の拮抗薬ですね。もし、皆さんの病院の近くで怪しい外国人が元気になる薬を売っているとか、白い粉を買うように勧めているとか、そんな状況であるならナロキソンが必要になるかもしれません。でも、安全な日本ですから普通は必要ないですね。

　TはThiamineで塩酸チアミン、つまりビタミンB₁のことです。ビタミンB₁はウェルニッケ脳症の予防や治療に必要です。特に栄養を取っていない人、例えばおつまみすら食べないような本当の酒飲みや、ダイエットをしている人、がんを持っている人、高齢者、抗菌薬を使っている人にはビタミンB₁を与えることを考えないといけません。

◯ 栄養不足の患者にはTの役割が大きくなる

　手術をした後の患者さんの点滴にビタメジン®とかネオラミン®・スリービーが入っていますね。あれはどうしてなんでしょう？　そんな疑問を物語るような出来事がありました。

　あるとき研修医が外科の先生に対して、「点滴にビタメジン®とかネオラミン®・スリービーが入っているのはなぜですか？」と質問したん

です。そうしたら先生は、「うるせえ！　これは"おかず"だよ、"おかず"！」と言いました。研修医が「おかずかぁ。ふーん」と軽く聞き流すように言ったものだから、外科の先生は頭にきちゃったんです。

　先生が言う"おかず"というのは、実は決して軽く流していいような話ではなく、非常に大事なことなんです。それを象徴するような事例が、次の中学生のケースです。

　運ばれてきたのは中学校2年生の坊や。アッペ（虫垂炎）で運ばれてきました。患者は元気なサッカー部の少年です。そんな中学生が低栄養なんかあるわけないと思って、アッペの術後に"おかず"を入れずに、普通にリンゲルとかT1やT3の輸液をつなぎました。そしたら次の日、起きて歩こうとしても歩けないのです。中学2年生がですよ。普通ならありえないように思いますよね。ところが目を診ると眼振が出ています。眼振があってふらついて歩けないのです。そこで、初めて低栄養を疑ってビタミンB_1を打ったら、スカーッとすぐに治りました。やっぱり低栄養だったんです。でも、どうして元気いっぱいの中学生がビタミンB_1不足になったんでしょう？　不思議に思って本人に尋ねたところ、返ってきたのは「ダイエットをしてました」という答え。つまりこの男の子は、ダイエット中にサッカーをして、ものすごくお腹が減っているときにアッペになってしまった。そして、そのまま何も食べない状態でオペをした。もちろん術後には絶飲・絶食。そういう状態だったんです。そりゃあ、低栄養になりますよね。さらに抗菌薬の使用でどんどんビタミンB_1が消費されてしまったんですよね。

　ブドウ糖の代謝でもビタミンB_1が使われます。つまり、低血糖の補正にはブドウ糖だけではダメなんです。ビタミンB_1も打ってほしいのです。「アリナミン®F」や「メタボリン®」という名前でビタミンB_1の

商品があります。それらを100mgワンショットで静注してください。

おさらいです。ブドウ糖を投与することで低血糖を補正することができます。でも、ビタミンB_1も入れておかないとウェルニッケ脳症になってしまうことがあります。だからブドウ糖と同時にビタミンB_1を入れます。このことを知っておくと、かっこいいですよ。ただ、普通に栄養を取っている人にはめったに起こりません。

◯ 麻薬拮抗薬であるNの半減期は短い

ナロキソンは麻薬拮抗薬です。カナダにいたときに、BMI 40ぐらいの入れ墨だらけの男性が意識障害で運ばれてきました。当時は意識障害の患者が来たら迷わず、酸素をやって、ブドウ糖をやって、ナロキソンを打って、ビタミンB_1を打つようにしていました。これらのことを全部、あほの一つ覚えみたいにやっていたんです。そうしたら、BMI 40ぐらいのその大きいおじさんの目が覚めて、点滴がつながっているのに、「ファックファックファック」と言うんです。思わず、「アフラックの方ですか？」とツッコミたくなりました。診断は麻薬中毒と判明しました。

さらにその男性は、しっかり固定していた点滴をパーンと引きちぎってしまいました。点滴は途中でちぎれて、血がポタポタポタポタ垂れてくる。非常にまずい状況です。そこで、「セキュリティー！」と叫んだら、背の高い人が2人来ました。腕の太さが僕の太腿ぐらいあるごっつい人です。「うわー、頼もしい」と思ったら、反対に患者さんがストレッチャーをバーンとひっくり返して、セキュリティー2人をぶぅーんと放り投げてしまいました。「うわー、北米ってすごいところだ！　面白い！」と思いましたけど、当然、僕は一番に逃げ出しましたよ。

ところでその男性患者さんはというと、もちろんお金も払わずに病院

を出ていっています。しかし、2時間後、また意識障害の人が救急車で運ばれてきました。誰だろうと思って見たら、さっき暴れていたおじさんです。どうしてたった2時間でまた運ばれてきたかというと、麻薬の半減期が長い割りにナロキソンは半減期がものすごく短くて、30分で切れてしまうからでした。つまりその男性は、ヘロインとかモルヒネとか、その系統の麻薬をやっていたんです。ナロキソンが切れて、でも麻薬は残っていたからまた意識障害になって運ばれてきたというわけです。

　ちなみに、そういった人たちに「あなた、今、薬を飲んでいますか？」という意味合いで「Are you taking any drug？」と聞くと、「Oh, cocaine」とか言いますからね。困った話です。「コカインは薬じゃないよ」って言いたいところですね。でも、麻薬中毒の人にとっては、コカインは薬みたいな感じということなのでしょうか。

　さて、長くなりましたけど、もう一度言っておきます。「治せる代謝異常はまず治しましょう」。これが結論です。

◯「意識障害＋高血圧」のときはCTへ急げ！

　次は脳ヘルニアについての説明です。高血圧＋徐脈＋呼吸数低下は脳ヘルニアの徴候です。この3つが合わさることを何と言うでしょう？ 問題です。屈伸しているからクッシングですか？　料理しているからクッキングでしょうか？　それとも、ダンスしているからダンシングでしょうか？　はい、手を挙げてください（**図3-6**）。

高血圧＋徐脈＋呼吸数低下を何と言う？

1. クッシング　　2. クッキング　　3. ダンシング

図3-6：Q. 脳ヘルニアの徴候を何と言う？

　問題を作っておきながら、あまりにもくだらないなと思っていますが、答えはクッシングです。意識障害があって血圧が高いときは、頭だと考えるのが正解です。血圧が180mmHgぐらいあるときは絶対に頭ですから、CTへ急いでください。でも、血圧が120mmHgぐらいだったら微妙です。血圧が100mmHgだったら原因は頭じゃないですね。このときは頭以外の原因を考えるようにしましょう。ですから、微妙なのは血圧が120～160mmHgの間。頭が原因かもしれないし、そうじゃないかもしれない。どちらもありえます。

② 意識障害 どうやって評価する？

○ JCS 3-3-9度：軽度の意識障害も細かく分類できる優れもの

　次は、意識障害の評価方法についてです。
　JCSの3-3-9度（図3-7）は覚えていますか？ 3-3-9度は何が優れてい

```
Ⅰ 刺激しなくても覚醒している状態
  Ⅰ-1   大体意識清明だが、今一つはっきりしない
  Ⅰ-2   時・人・場所がわからない（見当識障害）
  Ⅰ-3   自分の名前、生年月日が言えない
Ⅱ 刺激すると覚醒する状態
  Ⅱ-10  普通の呼びかけで容易に開眼する
  Ⅱ-20  大きな声または体を揺さぶることにより開眼
        する
  Ⅱ-30  痛み・刺激を加えつつ呼びかけを繰り返す
        とかろうじて開眼する
Ⅲ 刺激しても覚醒しない状態
  Ⅲ-100 痛み刺激に対しはらいのけるような動作をする
  Ⅲ-200 痛み刺激で少し手足を動かしたり顔をしかめる
  Ⅲ-300 痛み刺激にまったく反応しない

       図3-7：JCS 3-3-9度
```

るかというと、意識障害の軽いところが細かく分類されていることです。これは日本独特です。例えば、Ⅰ-1は、次のような会話のやりとりができるレベルの意識障害です。

患者：先生、なんで私はここにいるのですか？

医師：交通事故で頭をぶつけたからですよ。大丈夫ですか？

患者：はい、大丈夫です。先生、お世話になります。ところで先生、なんで私はここにいるのですか？

医師：だから交通事故に遭ったからなんですよ。大丈夫ですか？

患者：はい、大丈夫です。

医師：お名前とか、住所とか、ちゃんと言えますよね？　頭をぶつけているので、今から頭を調べますね。

患者：はい先生、お世話になります。ところで先生、なんで私はここにいるのですか？

このように、Ⅰ-1では、同じことばかり繰り返すレベルの意識障害です。このような障害のレベルは、日本の3-3-9度の分類でしか表せないのです。アメリカのGlasgow Coma Scale（GCS）では、すべてが「正常」に分類されてしまいます。だから、JCSの3-3-9度の分類はものすごく優れています。

○ GCS：頭部外傷時の意識レベルを判定する必需品

頭部外傷の意識レベルの判定には、Glasgow Coma Scale（GCS）を常に使います（図3-8）。でも、この内容を全部覚えているかというと、覚えていないですよね。じゃあ、どうしてなかなか覚えられないのでしょう？　答えは、毎回使うわけじゃないから。だから、覚えるには、まずこのGCSをコピーして救急室に貼っておくんです。そして、それを見ながら意識レベルの判定を行うようにするといいです。そうやって使っているうちに自然に覚えますよ。

Eye 開眼 (4)	Verbal 言葉 (5)	Motor 運動 (6)
自然開眼 (4)	見当識良好 (5) （時・人・場所）	命令に従う (6)
呼びかけで開眼 (3)	錯乱状態（文章）(4) 「ここはどこなの？」	痛い場所に手を持っていく (5)
強い刺激で開眼 (2)	不適当な単語 (3) 「やめて」	逃避屈曲 (4) 脇が開いて手が逃げる
開眼しない (1)	無意味な発声 (2) 「ア〜ウ〜」	異常屈曲 (3) 脇をしめて肘が屈曲
	発声なし (1)	異常伸展 (2)
		反応なし (1)

（暗記）図3-8：Glasgow Coma Scale (GCS)

GCSの判定では、目が4点満点、言葉が5点満点、一番いい運動が6点満点で、その合計で評価します。運動成分が最も予後に関係してきます。あと、GCSでは、8点という点数を覚えてください。8点以下であれば昏睡状態を示します。

> 3時間目　頭が悪いの？　～意識障害、失神、頭痛など～

③ 意識障害　昏睡を理解しよう

○あるある！　ウソっこ昏睡

　さて、20代の女性が昏睡状態で運ばれてきました。目はしばしばしています。よく見ると、まつげもしばしば動いています。この女性の目を開けようとすると、目に結構な力が入っていて開けにくいです。女性が開眼しているときに目をのぞき込むと、女性の目は検者がのぞき込む側の反対側を常に向きます。CTを撮ってみたけど異常はありません。血糖値も正常です。さて、このような状態の女性ですが、図3-9の3つのどれをしたらいいと思いますか？　はい、手を挙げてください。

> 20代女性。昏睡。目をしばしばする。目を開けようとすると力が入る。開眼すると検者の反対側を向く。CT異常なし。
>
> 1. MRIを撮る
> 2. より強い痛み刺激を与える
> 3. 耳元で話しかける
>
> 図3-9：Q.昏睡(？)患者への対応は？

答えを先に言うと「耳元で話しかける」です。典型的なヒステリー性昏睡ですね。この問題を解くヒントは、待合室を見ると、ふてくされた彼氏がいることです。実は、これが大きなヒントなんです。けんかしたっていうのがわかりますね。意識障害を起こして、目がしばしばして、まつげがピクピクッ、ピクピクッ、ピクピクッって動くことは絶対にありえません。このような症状は、ヒステリー性昏睡に特徴的に見られるものです。テレビでよくあるような、バーンと撃たれて、ウーッと倒れているのに目がピクピクッと動くのと同じ。ありえないんです。つまり、役者の演技が下手くそなんですよ。目が動いちゃダメです。というわけで、この患者さんはウソっこ昏睡だとわかります。

○ウソっこ昏睡にはどう対応する？

さて、このようなウソっこ昏睡を見つけたとき、図3-10の3つうちのどれをしますか？　はい、手を挙げてください。

```
1. 放っておく
2. しばらく演技に付き合う
3. ヒステリーを指摘し、勘弁してくれよと言う
   自分も負けじと痙攣を起こしてみる？
```

図3-10：Q.ウソっこ昏睡を見つけたとき、あなたはどうしますか？

答えは、「しばらく演技に付き合う」です。しばらく演技に付き合ってあげてください。これは二次利得と言います。患者さんが訴える「自分はこんなにつらい目に遭って意識障害になっているんだ」という演技

に付き合ってあげると治療になります。そして、例えば、「大丈夫ですか？ちゃんと治療をやってるからね。今、点滴していますよ。だから良くなるからね」と優しく声をかけます。その上で「私も一生懸命やっているんだから、あなたも、ちゃんと返事しなさい！」といった具合にちょっと強く言うと、ウソっこ昏睡だと「うん」と返事をします。なかなかかわいらしかったりしますね。

　それでも演技をやめない患者さんがいたとして、どうしても早く起こしたいときは、横で自分が痙攣を起こして倒れてみるといいかもしれません。そうしたら「看護師さん、大丈夫ですか！」と言って昏睡から覚めてくれるかもしれません。でも、これは冗談ですよ。こんなことしたらダメですからね。

◯ ウソっこ昏睡の見分け方

　ウソっこ昏睡はストレス下で起こります。そして、必ず誰かがいるときに発症して、倒れるときに自分をケガなどから守るための受け身は完璧にできています。また、開眼させようとすると目に力が入ります。ギューッと無理に目を開けてのぞいてみると、ウソっこ昏睡している人の目は検者と目を合わせないように反対側を向きます。次に、反対側へ歩いて、いきなり目をのぞき込みます。すると、目が合うと恥ずかしいものだから、目は反対側を向きます。こんなことは脳の異常からくる共同偏視ではありえないですよね。脳の異常による共同偏視は常に一定方向ですから、左右にコロコロ見る方向が変わるならヒステリーです（図3-11）。

> ◆ ストレス状況下で発症
> ◆ 誰かいるときに発症
>   倒れても頭をぶつけない
> ◆ 開眼させると目が上転
>   検者の反対を向く
> ◆ 開眼操作に抵抗。閉眼早い
> ◆ 反射は正常（角膜、対光、肛門括約筋）
>
> 図3-11：ウソっこ昏睡

　なお、ウソっこ昏睡では、おしっこは漏らすんですよ（尿失禁）。ウソっこ昏睡の人は、「おしっこしたい、おしっこしたい。でもここで起きるわけにはいかない。あー、出ちゃった」という具合です。でも、「うんこしたい、うんこしたい、うんこしたい、うんこしたい！」という人は、必ず「すみません」とそのときは絶対に起きてきます。うんこしてしまうほど根性の悪い人は、まだ見たことないです。便失禁を見たらまじめに怖い疾患を考えましょう。

　あるいは、反射はウソをつけないので、角膜反射、対光反射はちゃんと出ます。だからといって肛門括約筋反射を確認するために、パンツを下ろして指を突っ込んだらダメですよ。絶対に怒られますから。だからこれはやめてくださいね。大事なことは、ヒステリー性昏睡の人には「私がいるよ」と、ちゃんとその演技に付き合ってあげることです。

　また、腰が前後に動く痙攣なんてないですよ。これだと、盛りがついたサルになりますね。腰が前後に動いていたら、ウソっこ痙攣です。痙攣は、頭のどこかから電気が出て命令しているから起きているんです。だから、痙攣が起きると、体のどっちかの方に引っ張られるんです。体

の中心線を越えて、頭が左右に動くようなことは絶対にありません。右手と左手の屈曲・伸展が、左右で互い違いになることも絶対にありません。ウソっこ痙攣も奥が深いですね。

> 3時間目　頭が悪いの？　〜意識障害、失神、頭痛など〜

④ 意識障害 心強い味方！見分け方・鑑別方法をマスターしよう

○「FAST」で素早く脳梗塞の麻痺を見分ける！

では、本当に麻痺があったときの対処を考えていきましょう。

脳梗塞は発症から3〜4.5時間以内であれば血栓溶解療法（rt-PA静注療法）ができます。とはいえ実際のところ、この時間内で血栓溶解療法ができるのは、脳梗塞全体のおよそ6％にとどまります。残念ながら、脳梗塞に気づくのが遅い、あるいは運ばれてくるのが遅いというのが現実です。

最近、血栓溶解療法ができる時間が4.5時間まで延びました。でも実は、エビデンスはイマイチの結果に終わっています。良い結果にするには3時間以内が勝負です。3時間から4.5時間に延びたのは、「副作用や合併症が3時間以内とほとんど変わりませんよ」ということで推奨されているだけです。予後が良くなっているというエビデンスはイマイチなのです。だから良い結果にするには3時間以内が勝負です。

では、どうやって素早く脳梗塞の麻痺を探すかというと、図3-12にある「FAST」で探します。

3時間目　頭が悪いの？　〜意識障害、失神、頭痛など〜

> **暗記**
> ◆脳梗塞⇒発症3時間以内に血栓溶解療法
> ◆発症時間がはっきりしているものを
> ◆チェック FAST！⇒すぐCT
>
> | Facial droop | 「イーッ」と言って |
> |---|---|
> | Arm drift | 挙上した手が落ちる |
> | Speech | 失語、構語障害 |
> | Time | 急げ3時間以内 |
>
> 図3-12：素早い麻痺の見分け方！　FAST

◯ FAST　F：「イーッ」と言ったときに顔はどうなる？

　脳梗塞ではFacial droopと言って、顔がゆがみます。これは「イーッ」と言わせればわかります。イーッと言ったときに口を引っ張れないと、顔面神経麻痺を起こしています。

　おでこは左右の脳からの支配を受けるので、脳の片方がやられたとしても、おでこのシワは寄ります。顔の4分の1だけやられるのが中枢性の麻痺です。そのため、もしおでこにシワが寄らなくて、なおかつ顔半分の全部に麻痺があったら、脳が原因ではありません。これは、顔面神経の末梢の麻痺、つまり「ベル麻痺」という病気です。この場合は耳鼻科へ行く必要があります。rt-PAを適用するケースではありません。

　おさらいです。脳梗塞の麻痺は、「イーッ」と言わせて、そのときの口の動き方で確認することが一番大事です。昔は「イーッ」じゃなくて「プーッ」でやっていました。でもこれだと、入れ歯が合わない人が「ププププッ」ってなってうまくできないんです。あまりやらせたくないで

すね。「イーッ」の方が簡単でいいですよ。

◯ FAST A：挙上した手はキープできる？

　FASTの2つ目は、Arm driftの確認です。Arm driftというのは、まず、手のひらを上に向けて真っすぐ胸の前、つまり正面に手を出してもらいます。その状態で15秒間キープするんです。そして手が回内しながら落ちてくるかどうかで確認します。落ちてきたら麻痺が起きています。足の場合は10秒です。

◯ FAST S：失語や構語障害は？

　FASTの3つ目はSpeechの確認です。Speechには構語障害と失語があります。構語障害が起こるとろれつが回らなくなり、何を言っているかがわからなくなります。だから簡単に判断できます。

　しかし、失語の判断は難しいです。例えば、患者さんに「今日はどうされました？　大丈夫ですか？　手を握ってください。握れませんか？」と尋ねても返事がないのです。このとき、「このおじいさん、なんて無口なんだろう」と思ってはいけないのです。実は、無口ではなくしゃべれないのです。失語が起こっている人はほとんどの場合、右片麻痺を起こしています。だから、右片麻痺を見たら「この人は無口ではなくて失語がある」と思った方がいいですね。しゃべらないのは無口ではなく失語だと考えましょう。

　右利きの人の優位半球が左ですから、右片麻痺を見たら失語があるかもしれないと思ってください。では、左利きはどうかというと、左利きでも7割は同じように、右片麻痺のときに失語になります。左利きの人で、優位半球が変わるのは3割だけだからです。

3時間目　頭が悪いの？　～意識障害、失神、頭痛など～

○ FAST T：急げ！　4.5時間以内に発見を

　FASTの4つ目はTime、すなわち時間です。脳梗塞では発症から4.5時間以内に血栓溶解療法をすることを目指してください。そのため、初期評価は来院から10分以内にしないといけません。そしてCTを撮り終わってから、画像読影完了まで45分です。ここのスピードがすごく要求されます。rt-PAは来院から1時間以内に行うのが目標です。これが2012年のガイドライン（『rt-PA（アルテプラーゼ）静注療法 適正治療指針 第二版』）です。

　来院から1時間以内にrt-PAということは、ここまで説明してきたように、血糖を測って、バイタルサインが良かったらすぐCTに送り込みます。あるいは、「イーッ」ができなかったら、それだけですぐにCTです。打腱器で腱反射なんか見ている暇はないです。細かいところをチェックしないで、とにかく早くCTを撮ります。

　CT読影完了が45分、rt-PA開始1時間以内が目標ですが、もし自分の病院ではこれが難しいようなら、すぐにできる病院に転院・搬送してください。なお、転院・搬送先は神経の脳梗塞ユニットを持っている病院が望ましいです。リハビリなどを考えると、予後が絶対良くなるからです。rt-PAだけができるのではなく、リハビリの専門家や作業療法士などがいる病院に送るようにしましょう。決して自分のところで頑張りすぎない。そういった心構えも大切です。

○ 気をつけて！　血栓溶解療法の落とし穴

　図3-13には血栓溶解療法（rt-PA）に関して、「発症3～4.5時間以内」という記述があります。ここで大事なのが、それぞれの時間を「いつか

ら数えるか」ということなんです。

> ◆発症3〜4.5時間以内に血栓溶解療法
> ◆来院は発症2時間以内でないとダメ
>   この3時間や4.5時間も元気だったときから数える！
> ◆寝て起きたら麻痺という場合は、寝る前から計算する
> ◆脳出血の既往があればダメ
> ◆出血傾向、最近の手術など、禁忌が多い
>
> 図3-13：脳梗塞の血栓溶解療法の落とし穴

　結論から言いますと、3時間や4.5時間というのは、「元気だったとき」を起点にして数えます。例えば、朝起きたときに麻痺があったとします。この場合、朝起きた時間から数えるのではありません。昨日の寝た時間から数えるのです。つまり、朝6時半に起きて麻痺が見つかった人なら、6時半から時間を数えるのではないんです。じゃあどうするかというと、元気だったときまでさかのぼって数えます。ということは、「昨日寝たのは何時ですか？」「夜の11時です」という聞き取りをすることになる。そして、この「昨日の夜11時」を発症時刻として時間を計算するのです。

　そのため、朝起きて麻痺が見つかった場合は、rt-PAの適用はありません。もしrt-PAを入れたら、かなりの確率で大出血を起こします。繰り返しますが、朝起きて麻痺を起こしていた場合、rt-PAを適用してはダメです。ご飯を食べている最中に麻痺が出たとしたら、この場合は、その時間から数えます。

　なお、脳出血の既往があったらrt-PAの適応はしません。また、rt-PAを適用するとき、血圧は185/110mmHg以下に下げておかないと

いけません。

◯CTの次の手は「アイウエオチップス」

　CTに異常がない場合、次の手としては何をするか？　そこで登場するのがAIUEOTIPS（アイウエオチップス）です。これを用いて意識障害の原因を鑑別していきます（図3-14）。

A	Alcohol	アルコール	T	Trauma	外傷
I	Insulin	低・高血糖		Temperature	低・高体温
U	Uremia	尿毒症	I	Infection	感染症
E	Encephalopathy	脳症（高血圧性、肝性）	P	Psychiatric	精神科
	Electrolytes	電解質異常		Porphyria	ポルフィリア
	Endocrine	内分泌疾患	S	Shock	ショック
O	Oxygen	低酸素（CO、シアン）		Stroke SAH	脳血管障害
	Overdose	中毒		Seizure	痙攣

文献3より引用

図3-14：意識障害の鑑別「アイウエオチップス」

　AIUEOTIPSは、Alcohol、Insulin、Uremia、Encephalopathy、Electrolytes、Endocrine、Oxygen、Overdose、Trauma、Temperature、Infection、Psychiatric、Porphyria、Shock、Stroke、SAH、Seizureの頭文字です。どうすれば覚えられるかって？　いい方法があります。これが書かれた紙をトイレに貼っておくんです。そして、うんちをするたびに読めば嫌でも覚えられます。

　じゃあ、覚えたアイウエオチップスをどうやって使うか、すなわちど

うやって意識障害を鑑別するかというと、次のようにします。

まず、お酒飲みなのかどうかを確認します。お酒を飲んでいるときは誰でもわかりますね。

お酒飲みが、酒をやめたときにも意識障害、せん妄が出ます。アルコール離脱症候群ですよね。やめたときが危ないということを知っておきましょう。

血糖は高くても低くても良くないです。尿毒症は腎臓病ですよね。電解質異常は、低ナトリウム血症、高カルシウム血症の患者さんに多いです。中毒はなかなか病歴が見つからないので難しいかもしれません。感染症も多いので要注意です。

このように、まずはアイウエオチップスを覚えて、その上で今紹介したようなポイントをしっかり把握して鑑別すればOKです。

> 3時間目　頭が悪いの？　～意識障害、失神、頭痛など～

⑤ 頭痛 怖い頭痛を見逃すな！

○5％に満たない「怖い頭痛」を見つけ出せ！

では、怖い頭痛というのはどれぐらいあるんでしょう？　実はそんなに多くなくて、頭痛全体の1〜5％しかないんです。多くても、たった5％です。ということは、「頭が痛い！」と言って救急外来に来た人のうち、95％は玄関でロキソニン®などNSAIDsを渡して帰してあげれば大丈夫という意味でもあります。

ただ、残りの5％を見逃して最悪の状態になったとしたら、訴えられ

たらアウトです。そういう怖い頭痛を見極めるのに大事なのがトリアージですね。

　ところで、片頭痛はかなりの人が誤診しています。片頭痛は本来ならばきちんと治せるのに、うまく治せないまま帰している人がいます。ですから、片頭痛の治し方も知っておいてください（図3-15）。

> ◆怖い頭痛に敏感になる！
> 　ほとんどが軽症
> 　マレだが見逃してはいけない頭痛がある！　1～5％
> ◆片頭痛って何か知ってますか？
>
> 図3-15：怖い頭痛の戦い方

○覚えよう！　怖い頭痛の番付表

　図3-16の怖い頭痛の番付表は覚えないといけません。

　ランク1が、頭痛を伴う病気の中でも最も怖い病気です。表の左側がよくある病気、右側が珍しい病気です。表の左側のくも膜下出血、髄膜炎、高血圧性脳症（血圧＞220/130mmHg）といった辺りは、しっかり押さえておきましょう。

　ランク2は、死にまでは至らないけれども、治しうる病気です。緑内障だと目が見えなくなります。一酸化炭素中毒も、ものすごく頭が痛くなりますね。冬に多く、インフルエンザと誤診されることが多いです。低酸素になると頭が痛くなります。副鼻腔炎も蓄膿ですから頭痛が出ますね。

　ランク3も死なない病気です。でも痛みは相当大きい。例えば片頭痛は、

	よくある病気	珍しい病気
ランク1	くも膜下出血、髄膜炎、高血圧性脳症 脳出血、外傷 (慢性硬膜下血腫など)	下垂体出血、頸動脈・椎骨動脈解離 静脈洞血栓症
ランク2	緑内障、一酸化炭素中毒、副鼻腔炎	側頭動脈炎、脳腫瘍、脳膿瘍、偽脳腫瘍、子癇、視神経炎
ランク3	片頭痛、緊張型頭痛、頸性頭痛、大後頭神経痛、三叉神経痛、舌咽神経痛、眼精疲労、発熱に伴う頭痛、側頭上顎関節炎	群発頭痛、性行為後頭痛
番外	アイスクリーム頭痛 (受診してこない)	

図3-16：怖い頭痛の番付表

かなり痛いですね。

　表の右側の病気は珍しい病気です。例えば、椎骨動脈解離とかになると『ドクターG』(NHK) で使われるような珍しい症例ですね。あとは子癇とか、群発頭痛というのも、ものすごく珍しい病気ですけど、この病気の患者さんはすごく痛がります。

　ところで、性行為後頭痛というのを聞いたことはありますか？　これは血管運動性頭痛の親戚で、男性なら射精したとき、女性ならオーガズムに達したときにガーンとものすごく頭が痛くなる病気です。「先生、今から患者さんをお願いします。ホテルで倒れた人です」といって、裸の女性が運ばれてきた。待合室をのぞくと初老の男性がうろうろしている。「今日はどうされましたか」と聞くと、「うーんと、ナニしてた」「あ、ナニしてたんですね」と、なんだかゴニョゴニョ言っている。日本語っ

て便利ですよね。このとき、細かく聞かないのが武士の情けですよ。一応、「突然発症だからCT！」と言ってCTを撮りますが、異常がありません。これが性行為後頭痛です。

まだこの話には、続きがあります。2カ月後、またホテルから患者さんが運ばれてきました。「わー、また裸の女の人。あ、この前見た人だ。ナニしてたんですね」と男性に聞くと、やはり「ナニしてた」という答えです。「やはり日本語って便利だな。でも突然発症だからCT！」と叫んでCTを撮ります。すると今度は、くも膜下出血でした。だから、これは病歴的にはアウト。性行為後頭痛は頭部CTの適応があり危険なんです。

群発頭痛もそうですが、性行為後頭痛も痛みが強く、全例頭部CTが必要です。性行為後で気合いが入ってるときは血管が切れます。だから、年を取ってから気合いを入れてはダメです。そういう意味では、パートナーを変えると気合いが入るから危険。年を取ってから下心を出して浮気（パートナーを変える）は良くないということですね。

番外のアイスクリーム頭痛は、そもそも病院に受診しにきませんね。では、アイスクリーム頭痛に関する問題です。これは『British Medical Journal』という世界的に有名な権威あるジャーナルに載ったスタディーからの問題です。

100mLのアイスクリームを一気に5秒で食べた場合は、30秒以上かけて食べた場合に比べて、頭痛の痛みは何倍になりやすいでしょうか？（図3-17）

> 100mLのアイスクリームを5秒以内で食べると、30秒以上かけた場合より〇倍アイスクリーム頭痛になりやすい。
> 1. 2倍
> 2. 3倍
> 3. 4倍
>
> 図3-17：Q.アイスクリーム頭痛について

　答えは意外にしょぼくて、2倍です。ですから、「あんた、そんなに急いで食べると頭が痛くなるよ。2倍痛みが出やすくなるよ」って言うのは、エビデンスに基づいているんです。それから、アイスクリーム頭痛は、片頭痛持ちの方が、痛みが強くなります。片頭痛持ちではない人は大丈夫であっても、片頭痛持ちはアイスクリーム頭痛になりやすいです。

〇 覚えよう！　二次性頭痛

　図3-18の「二次性頭痛のRED FLAG」は重要です。覚えてください。ここに挙げているのは、頭痛の中でも1〜5％しか該当しない、とても怖い頭痛です。見てみると、「今までの頭痛と違う、人生で初めて経験する、人生最悪の頭痛」「5分以内に痛みが最強点に達する頭痛、寝ているときに痛くて目が覚めちゃった」といったような表現が並んでいます。これらの症状を患者が訴えたら、絶対ダメ。危険です。なぜかと言うと、くも膜下出血で目が覚める人がいますし、脳腫瘍も寝ているときに脳圧が上がって激しく痛むから。寝ているときに頭が痛いというのは、そういった、非常に良くない、危険な徴候なんです。

> ◆ 今までの頭痛と根本的に違う、進展する
> ◆ 初めての、または最悪の頭痛
> ◆ 急激発症の頭痛（5分以内に最強度に達する超急性の経過、睡眠から目覚めてしまうものも含む）
> ◆ 全身症状（発熱、るいそう、痙攣）
> ◆ 神経局在所見を1時間以上伴う頭痛
> ◆ 5歳未満、50歳以上の初めての頭痛
> ◆ 担がん患者、免疫不全患者、妊婦の初めての頭痛
> ◆ 意識障害や意識消失を伴う頭痛
> ◆ 運動、性行為、バルサルバ法により惹起された頭痛
> ◆ 最近の頭部外傷
> ◆ 経過観察中に悪化する頭痛

図3-18：二次性頭痛のRED FLAG

　それから、発熱や痙攣などの全身症状があったら、当然、これも良くないです。神経局在所見があっても良くないです。5歳未満、あるいは50歳以上で初めての頭痛というのは、単なる片頭痛ではないという証拠を示しています。基礎疾患のある患者さんの頭痛は厄介ですが、がんを持っている人（脳転移）、免疫不全の人（中枢神経感染症）、妊婦さん（脳出血）の頭痛も良くないです。妊婦さんも血管が解離しやすいからです。

　意識障害を伴う頭痛も良くないです。運動をしているとき、性行為をしているとき、バルサルバ法をしているとき、きばったときに出た頭痛も非常に怖いですね。最近できた頭部外傷が、様子を見ているうちにどんどん痛くなって悪化していく頭痛（慢性硬膜下血腫）も良くないです。

　これらをトリアージして引っかかったら、とりあえずCTに送りましょう。

◯「SNOOP」で危険な徴候をチェックする

　今、お話ししてきたことを簡単にまとめると、頭文字をとってSNOOP（スヌープ）で判断します（**図3-19**）。SNOOPというのはのぞき見する、嗅ぎ回るという意味です。余談ですが、マンガでおなじみのSNOOPY（スヌーピー）は嗅ぎ回るという意味から来ています。

病歴聴取が大事	
Systemic Symptoms Systemic disease	全身症状（発熱、倦怠、痩せ、筋痛） 全身性疾患：悪性疾患、AIDS
Neurological	神経欠落症状
Onset abrupt	突然の発症、雷鳴様頭痛、急速に悪化
Older	40歳以上の新規発症
Pattern change	以前と異なる頭痛（頻度、持続、性状、重症度）

図3-19：SNOOP

　SNOOPが示しているのは、全身症状、全身性疾患、神経欠落症状、突然の発症、40歳以上または50歳以上の初めての頭痛、以前と異なる頭痛です。これらは二次性頭痛を疑うと覚えておきます。

　だいたい片頭痛を持っている人というのは、中学生や高校生のときから持っています。早ければ小学生から持っています。ですから中年以上で初めて頭痛になるというのは、これは絶対、片頭痛ではないです。片頭痛の既往歴があったとしても今までとは頻度が違う、持続時間が違う、症状が違う、重症度が違うといった人も、危険な徴候を示しています。

くも膜下出血はむしろ片頭痛の既往を持つ人の方が多いので、片頭痛持ちの人が以前より悪い頭痛と言ったら要注意です。このようにSNOOPのどれかに引っかかったら、普通の片頭痛と考えないのが正解です。

⑥ 頭痛 くも膜下出血を理解しよう

◯ くも膜下出血では、最初誤診すると発症患者の半数が予後が悪い

　このような頭痛の中で、やはりくも膜下出血（subarachnoid hemorrhage：SAH）は怖いので、しっかり診断して鑑別しないといけません。

　SAHは、初診時に正確に診断しないと半数で予後が悪いというデータがあります。SAHになる前日に、少しだけ血管が破れて頭痛を経験していたということがあり、これを「警告出血」と言います。「実は昨日ものすごく痛かったけど、その後痛みが取れたんです。でも先ほどからまたすごく痛くなってきたんですよ」といったケースでは、警告出血が考えられます。前日にも頭痛があったら大丈夫だろうと思ってはいけません。警告出血が起こる割合はSAH全体の20〜50％ほどです。警告出血の段階では出血量が少ないので、頭部CTでは見つかりません。だから、警告出血の段階でSAHを見つけることは結構難しいのが現実です（図3-20）。

> - ◆ 初診時
>   - ・正診⇒悪化例：2.5％
>   - ・誤診⇒悪化例：54％
> - ◆ 来院時体調が良い場合
>   - ・正診⇒6週後の予後良：91％
>   - ・誤診⇒6週後の予後良：53％
> - ◆ SAHの20〜50％
>   - ・事前にチョロッと出血あり
>
> 図3-20：やっぱりくも膜下出血（SAH）は怖い！

○雷鳴様頭痛のトリアージは正解率1割で十分に優秀！

　では、くも膜下出血というのはどんな症状なのでしょうか？　代表的な表現に、「まるで、こん棒でバーンと、急に後頭部を殴られたような痛み」というものがあります。このとき、「痛ーっ」と言いながら後ろを見たら、母ちゃんが棒を持って立っていたというのはくも膜下出血じゃありませんね（笑）。これはDV（配偶者虐待）です。女性の方が強い逆DVというのは、日本では全体の約5％です。でも、後ろを見たときに誰もいなかったら、もちろんくも膜下出血を疑わないといけません。

　有名な痛みにthunderclap headache（雷鳴様頭痛）があります。雷鳴様頭痛は怖いのですが、雷鳴様頭痛の病歴でCTに引っかかるのは全体の10％しかありません。だから皆さん、トリアージで9割は外していいですよ。9割外しても、雷鳴様頭痛の1割引っかけることができたら、それで十分に優秀だと考えればいいのです。オーバートリアージはOKです。そのつもりでトリアージをしてください（図3-21）。

3時間目　頭が悪いの？　〜意識障害、失神、頭痛など〜

> ❖ 人生最大の突然の頭痛
>   - Thunderclap headache（雷鳴様頭痛）
> ❖ 時間がはっきり言えるぐらい！
> ❖ 今まで行っていた作業が継続できない
> ❖ 項部硬直はマレ
> ❖ 麻痺はないことが多い
>
> 図3-21：くも膜下出血の病歴・身体所見の特徴

◎ バリバリナースの病歴の取り方①：時間をはっきりと言えるか

　くも膜下出血を見つけるために最も重要となる病歴の取り方は、図3-21に書いてある通りです。順に説明していきましょう。

　まず「時間がはっきり言えるか」どうかです。このときの聞き方は、「いつ痛くなりましたか？」と聞くよりも、「頭が痛くなったときに何をしていましたか？」と聞くようにしてください。すると、例えば「水戸黄門を見ていて、黄門様が印籠を出したときに頭が痛くなりました」という回答があったら、これで「午後8時45分」だとわかりますね。これはアウトです。危険です。

◎ バリバリナースの病歴の取り方②：今まで行っていた作業を継続できるか

　「今まで行っていた作業が継続できない」も、いやらしい病歴です。これに関しては、実際にあった例を紹介しましょう。

　診察に来た年配の女性が「頭が痛かったんです」と言います。「今は痛くないですか？」と聞くと、「今は痛くないです。でも昨日痛かったので、また痛みが来ると不安だから、頭痛薬が欲しくて来ました」と言

います。その後も病歴を聞きつつ、いろいろな質問をしていきました。

医師：今、23時45分ですよね…。ンー……日中は何をしていましたか？

患者：買い物に行っていました。

医師：なんで日中に医者のところに行かなかったんですか？

　会話をしていると普通の様子なので、こっちとしてはネチネチ言いたくなりますよね。そんなわけで、さらに質問は続きます。

医師：ところで、頭が痛くなったとき、何をしていましたか？

患者：昨日はお裁縫してたんですよ。夜11時ぐらいにお裁縫しているときに大リーグをテレビでやってて、私、松井のファンなんですよ。そして松井がカーンと打ったら、カーンと頭が痛くなったんです。

　今の「カーンと打ったときに痛くなった」という言葉から、頭痛の発生時間がわかりますね。それはそうと、さらに患者さんの説明は続きます。

患者：それで、その後、頭が痛くて裁縫ができなくなったんです。先生、私、一人暮らしでしょ、息子とか嫁に言っても、横浜で暮らしていて帰ってこない。だから私は一人暮らしで足がないから、医者に行けなかった。しようがないから寝たんですよ。朝になったら痛みが取れていたんです。それで日中は普通に過ごしていました。でも、今日の夜、同じ時間になって、また痛みが出ないかと不安で不安でたまらなくなってきたんです。今は、痛み止めもないでしょ。それで、また痛みが来たら怖いと思って、民生委員さんに電話したら連れてきてくれました。

　このような話を、にこやかな顔をしながら聞かせてくれました。どうです、皆さん？　元気そうに見えながら、「発症時間が明確」「作業を継続できない」とキーワードが2つも出てきました。それでCTに行ってもらったんです。そうしたらなんと、しっかりとくも膜下出血でした。

それで、真顔で「絶対安静です」と言ったら、今までが少し愛想のない応対だったので、「先生、急に優しくなりましたね」みたいに言われちゃいました。テヘヘ……。

　最後の部分はさておき、大事なのは、「裁縫ができなくなった」という部分です。これが、「今まで行っていた作業が継続できない」を示しています。

〇 身体所見で判断できないことが多い。病歴の重要性は大！

　次にチェックするのは項部硬直です。ただ、項部硬直が起こって首が硬くなるかというと、そうはならない人の方が多いです。また、くも膜下出血では麻痺も、ほとんど起こりません。つまり、くも膜下出血は身体所見ではわからないのです。別の言い方をするなら、くも膜下出血は病歴で疑うしかないのです。

〇 気をつけて！　くも膜下出血の落とし穴

　次は、くも膜下出血を鑑別する際の落とし穴について見ていきましょう（図3-22）。

```
◆緩徐発症もある、鎮痛薬有効例
◆CTの限界
 ・100％見つからない（せいぜい98％）
 ・貧血があると写らない
 ・発症から時間がたっている
◆病歴がそれらしい⇒CT陰性
 ・腰椎穿刺を
```

図3-22：くも膜下出血の落とし穴

まず、すべてのくも膜下出血がCTに写るかというと、必ずしもそうではありません。写る確率は、せいぜい98％です。貧血がある場合、つまりヘモグロビンが10g/dLを切っていると、出血していても写らないことがあるんです。また、発症から時間がたつとCTを撮ってもわからないです。

　病歴がくも膜下出血らしくてCTが陰性の場合には、腰椎穿刺をしてください。しかし、一生懸命説得して腰椎穿刺をやっても、それで引っかかる率はたった3％です。97％は外れ、というかやはりくも膜下出血ではないのです。労多くして易少なしですね。その意味では、CTは優秀です。でもCTが陰性だからといって、そのまま帰すと裁判になったら負けます。だからやはり、腰椎穿刺をしないといけません。施設によってはMRIも良い選択でしょう。

> 3時間目　頭が悪いの？　～意識障害、失神、頭痛など～
>
> ● ⑦ 頭痛 髄膜炎を理解しよう

○髄膜炎の可能性除外には「首ブンブンテスト」を！

　「こんなに頭が痛い風邪は初めてだ」というのが、髄膜炎を鑑別するキーワードです。そこで問題です。図3-23のどれであれば髄膜炎を除外できるでしょうか？

> 発熱＋激しい頭痛。果たして髄膜炎か？
> 1. 首が硬くなければ大丈夫
> 2. 頭を振れれば大丈夫
> 3. 嘔吐がなければ大丈夫
>
> 図3-23：Q. どれであれば髄膜炎を除外できる？

答えは、「頭を振れれば大丈夫」です。知っている人が結構いますね。Jolt accentuation testという首をブンブン振るテストです。これを行って、1秒間に2〜3回頭を振れるなら、まず髄膜炎ではないです。97％の確率で否定できます。このブンブンテストは髄膜炎の除外に役に立ちます。逆にもし首が硬かったら、患者さんがどんなに元気でも腰椎穿刺をしてください。つまり、診断の役に立つのは首の硬さで、除外するのに効果的なのは「首ブンブンテスト」です。ブンブンブンと頭が振れたら、ほとんど大丈夫です。ただし、そのときに意識がはっきりしていることが条件です。意識が落ちている人だとブンブン振れる人がたまにいますから、意識が良いか悪いか必ず確認してください。

○ 髄膜炎は腰椎穿刺で検査。血液培養も忘れずに！

では、髄膜炎の検査では、図3-24のどれが役に立つでしょうか？

> 1. 白血球が正常なら大丈夫
> 2. CRPが正常なら大丈夫
> 3. 血液検査はクソの役にも立たない
>
> 図3-24：Q. 髄膜炎の検査で役に立つのは？

はい、手を挙げてください。質問は「どれが役に立つでしょうか」ですが、実は答えは「血液検査はクソの役にも立たない」です。

　CRPは全然役に立ちません。唯一役立つのは腰椎穿刺です。ただし、血液検査をするなとは言いません。血液培養は絶対にしてください。白血球、CRPはどうでもいいですが、血液培養だけは絶対にしてください。髄膜炎のほとんどがウイルス性ですが、細菌性の髄膜炎だと4割が死んでしまいます。細菌性髄膜炎の原因の半数が血液培養でわかり、残り半数が髄液からわかります。腰椎穿刺だけでは原因細菌がわからないのです。だから血液培養だけは絶対に必要です。血液培養だけは必ずとって、なるべく早く腰椎穿刺をして抗菌薬とステロイドを投与します。抗菌薬とステロイドの両方をするというのが今のスタンダードです。抗菌薬投与前または同時に、ステロイド（デキサメタゾン、デカコート®、デカドロン）などをいくといいです。

3時間目　頭が悪いの？　～意識障害、失神、頭痛など～

コラム　腰椎穿刺

　腰椎穿刺後に頭痛を訴える患者さんが15～40％います（腰椎穿刺後頭痛）。その予防のためには、なるべく針は細くした方がいいです。21ゲージ針は頭が痛くなる人が結構多いので、23ゲージの針などなるべく細い針を使った方がいいです。髄液検査後は、ルンバール針の内筒を戻してから、抜いた方がいいです。

　ところで皆さんは、腰椎穿刺後に患者さんを2～3時間寝かせたりし

ていませんか？　それって、腰椎穿刺後の頭痛の予防にはまったく役に立っていないんですよ。寝る時間や体位に、腰椎穿刺後の頭痛予防効果を示すエビデンスはまったくないです。じゃあ、僕はどうしているかというと……もちろん寝かせています。まぁ、儀式ですからね。患者さんには、「こんな大事な検査をしたのですよ」という儀式のつもりで安静に寝てもらっています（図3-25）。

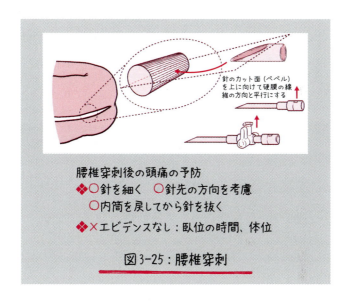

針のカット面（ベベル）を上に向けて硬膜の線維の方向と平行にする

腰椎穿刺後の頭痛の予防
❖ ○針を細く　○針先の方向を考慮
　○内筒を戻してから針を抜く
❖ ×エビデンスなし：臥位の時間、体位

図3-25：腰椎穿刺

3時間目　頭が悪いの？　〜意識障害、失神、頭痛など〜

⑧ 頭痛 片頭痛を理解しよう

○ 拍動性の頭痛はどうやって判断する？

次、片頭痛の説明にいきます。

片頭痛で有名なのは拍動性の頭痛ですが、片頭痛の人で拍動性の頭痛になる人は全体の何％だと思いますか（図3-26）？　はい、手を挙げてください。

　　　　1. 50％
　　　　2. 70％
　　　　3. 90％

図3-26：Q.片頭痛の人で拍動性の頭痛になるのは何％？

答えは、驚き桃の木山椒の木、実は50％しかないのです。頭が締めつけられるという片頭痛はかなり多く、これも半分います。だから、拍動性かどうかなんて、あまり大事ではないです。それに、「拍動性ですか？」と聞いても、一般の患者さんにはわかりません。ですから、「脈をとるときにドクンドクンとなる、こんな感じの痛みですか？」と尋ねる必要がある。この聞き方に対して「はい、それです」と言ったら拍動性です。でも、それでもやっぱり、拍動性と言わない人が半分はいるんです。このことを知っておくことは大切ですね。

◯ 覚えておこう！　前兆のない片頭痛の診断

図3-27は覚えてほしいです。覚えるか、手帳に貼ってほしいぐらいです。

> ◆A：B〜Dを満足する発作が5回以上あり
> ◆B：頭痛発作が4〜72時間持続する
> ◆C：次のうち2つ以上を満たす
> 1) 片側性頭痛
> 2) 拍動性
> 3) 中〜重度の痛み（日常生活を妨げる）
> 4) 動くと悪化
> ◆D：発作中、次の1項目を満たす
> 1) 悪心、嘔吐
> 2) 光過敏症、音過敏
> ◆E：その他の疾患によらない
>
> 図3-27：前兆のない片頭痛の診断

片頭痛はもともと若いころから持っているものです。誰でも過去に5回以上は経験があるはずです。そして多くの場合、3日以内、すなわち72時間以上は続きません。その上で、図3-27の項目Cに示した4つのうち2つ以上、かつ頭痛発作時には項目Dの2つのうちいずれかが該当すれば片頭痛と診断します。

項目Cを詳しく見てみましょう。「片方だけ」「拍動性」「中等度以上痛い（日常生活を妨げるような痛み）」「動くと悪化」のうち、2つ以上該当すれば片頭痛です。片頭痛の人は動き回ると頭痛が悪化するので、じっとしていますよね。項目Dでは、「悪心・嘔吐」「光過敏、音過敏」の2つのうち、どちらかがあれば片頭痛です。光過敏や音過敏は非常に

片頭痛に特徴的なものです。つまり「もともと頭痛持ちなんですが、頭の両方が締めつけられるように痛くて、つらくて、つらくて、じっとしてないといけないんですよ」と訴えている患者がオエーッと吐いていたら、片頭痛です。

　僕はいつも頭痛の患者さんには、「片側が痛いですか？」「拍動性の痛み、つまりドクンドクンと脈を打つみたいに痛いですか？」「日常生活が妨げられるぐらい、あるいはじっとしていないと耐えられないぐらい痛いですか？」「動くと痛みは悪化しますか？」「吐き気があって嘔吐とかしたことはありますか？」「まぶしいものを見るのが嫌ですか？」って矢継ぎ早に尋ねます。さらに、「（こんなにうるさく）僕が話しかけると嫌ですか？」って尋ねて、「はい、嫌です」と答える患者さんは……僕が嫌なんじゃないですよ。患者にとって、うるさく聞かれるのが嫌なんです（笑）。だから患者さんに接する部屋は暗い方がいいです。話しかけるのもうるさくしてはいけません。片頭痛になると、おとなしくしていた方がいい、静かな方がいい、暗い方がいい。そうなるんです。片頭痛は、群発頭痛とは全然症状が違いますね。群発頭痛の患者さんは、涙を出して悲鳴を上げて痛がって、動き回っていますよね。

◯ 簡易診断に役立つ3つの項目

　「嘔気・嘔吐」「光過敏（photophobia）」「日常生活を妨げるような頭痛」のうち2つがあって、過去に頭痛を何回かやったことがあるという場合は、片頭痛と考えていいという面白いスタディーが報告されています（図3-28）。この中に片側の痛みとは書いていないでしょう。拍動性の痛みというのもないです。片頭痛の診断では、「片側」とか「拍動性の痛み」を狙うと外すことが多いのです。だから、「中等度以上の痛みで、吐き

気が結構強くて、もともと頭痛持ち」ということならば、圧倒的に片頭痛であることが多いです。このときには片頭痛の薬を使ってほしいです。

> ◆ 3 item 簡易診断
> ① 嘔気
> ② photophobia（光過敏）
> ③ 日常生活を妨げるような頭痛
> ◆ 2つ以上で
> 感度81%、特異度75%、陽性的中率93%
>
> 図3-28：片頭痛の診断

〇 片頭痛の正しい戦い方

さて、ここに33歳の女性がいます。もともと片頭痛持ちです。いつもは市販の薬で治っているけれども、今日は治らなくて結構つらい。3回も吐いた。ものすごく痛くて動いていられない。動くと悪化する。こういう患者さんです。

普通なら片頭痛と診断がつきます。ところが、いやらしい病歴がありますよね。それは「いつもなら治った薬が今日は効かない」です。ということは、これは片頭痛らしいけれども、CTが必要になるということです。それで、この女性のCTを撮りました。しかし、幸いにCTでも異常はありませんでした。そこで、やはり片頭痛と診断してよさそうだとなりました。妊娠もしていません。

さあ、ここで問題です。この患者さんに対して使うのは**図3-29**の3つの薬のうちどれがいいでしょう？

> 33歳女性、片頭痛。市販の薬を飲んでも治らず、嘔吐3回。かなり痛い。血圧は正常。神経学的異常なし。妊娠なし。まず何を使う？
> 1. イミグラン®やレルパックス®のようなトリプタン系薬剤
> 2. ボルタレン®のようなNSAIDs坐薬
> 3. ソセゴン®のような麻薬
>
> 図3-29：Q.まずどの薬を使う？

　答えは「何がなんでもトリプタン」です。この答えは、ぜひ知っていてほしいと思います。最初にボルタレン®の坐薬を用いるのはダメですよ。片頭痛が結構悪いとわかっていて、普通の痛み止めが効かない人には最初からトリプタン製剤を使ってください。

◯気をつけて！　片頭痛の落とし穴

　飲み会のとき、とりあえず生中（生ビールの中サイズ）を頼むのはいいですが、片頭痛ではとりあえずボルタレン®坐薬を使うという安易な治療はダメです。片頭痛を段階的に抑えようとすると、治療効果が弱くなるからです。早め早めに先手を打って痛みを取った方が、早く片頭痛が良くなります。だから、とりあえずボルタレン®坐薬を使うのはダメなのです。その理由を説明します（**図3-30**）。

> ❖ 頭痛の重症度に合わせて薬剤を使い分ける方が効果がある
> ・軽度〜中等度⇒NSAIDs　ガツン！と
> ・中等度〜重度⇒トリプタン
> ・軽症〜中等症でも以前NSAIDsが無効だったもの
> 　⇒トリプタン
> ✕ 段階的な治療はダメ。効果が低い
>
> 図3-30：片頭痛治療の落とし穴[4]

　頭痛が起きると、脳幹の三叉神経から痛みを伝達するサブスタンスP、CGRP（calcitonin gene-related peptide：カルシトニン遺伝子関連ペプチド）などのいろいろな片頭痛を起こす化学物質が出ます。そして、このような化学物質が出ると、頭皮の血管がブワーッと膨れます。膨れたところで血管炎症が起こり、ブワン、ブワン、ブワンというような痛みを伴う片頭痛が起こります。

　ロキソニン®やボルタレン®は、この炎症から生じる痛みをやわらげます。でも、まだ痛みの物質が三叉神経から出ています。そのうちに、三叉神経から痛みの物質が出ていたのが、だんだんと脳幹から上がっていき、視床まで刺激してしまいます。視床の方まで行くと、痛みを抑えるには、レルパックス®とかイミグラン®というトリプタン製剤は4割しか効かなくなります。ここまで片頭痛がひどくなると、髪の毛に触る程度でも痛みを感じるようになるといいます（「アロディニア」と言います）。こうなる前に、三叉神経から痛みの化学物質が出てくるのを早期に抑えてくれるのがトリプタン製剤です。痛みを元から断つわけですね。

　ロキソニン®とかボルタレン®と、トリプタン製剤の使い方を、トイレのにおいを抑える例に当てはめながら説明してみましょう。

例えば、臭い便所があったとします。その便所がブワーッと臭いにおいを出しているときに、においを抑えるために消臭剤をまいて対処しようという考え方がありますね。これは、ロキソニン®とかボルタレン®を、頭痛を抑えるために使うことに相当します。そうではなくて、便所掃除をしてにおいの元そのものを取り除こうという考え方もあります。こちらは、トリプタン製剤を使うことに相当します。

　じゃあ、どっちがいいのかというと、状況に応じて両者を比較して判断します。根っこから治すには、なるべく早くトリプタン製剤を使います。それでも痛みが取れなかったら、そこで初めてNSAIDsのボルタレン®を使います。するとストンと痛みが取れます。

○ 痛みを抑える裏技：プリンペラン®をゆっくり静注する

　痛みを抑えるには、もう一つ裏技があるので覚えてください。それは、プリンペラン®を1～2分かけてゆっくり静注することです。プリンペラン®の飲み薬は一切効かないですが、静注は単独で片頭痛に効きます。本来ならば吐き気に効かせるプリンペラン®を、片頭痛の痛み止めとして効かせてしまうのです。そのため、僕はどちらかというと、イミグラン®を飲ませてプリンペラン®をゆっくり静注します。すると30分後にはスカーンと痛みが取れて、患者さんは気持ちよく帰ります。この方法が片頭痛には効果的です。ボルタレン®のような坐薬とかロキソニン®だけで対応すると、痛みの芯が残ったまま患者さんは帰ることになる。だから片頭痛がなかなか治らず、つらい思いをすることになるんです。

コラム　救急ドクターなんて辞めてやる!?

　このスキー場のリフトに乗っている2人の写真は、僕の妻と娘が仲直りをしたときの写真です（図3-31）。

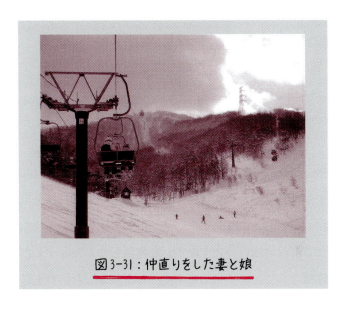

図3-31：仲直りをした妻と娘

　僕は仕事でなかなか家にいないものですから、春休みにスキーツアーを彼女たちにプレゼントしました。このメディカさんのセミナーが名古屋であるので、「それが終わったら追いかけて行くから」という感じで、先に妻と娘を北海道へ行かせました。彼女たちは先に行っていたのですが、僕はこのセミナーが終わってから夜の便で行って、夜の12時をまわってやっとホテルに着けました。次の日、一緒に彼女たちと滑ろうと思っ

ていたら、たわいのない親子げんかばかりしているんですね。思春期ってやつでしょうか？　でもやっと仲直りしてくれて、一緒の写真が撮れてうれしいなと思っていたら、そこに突然電話が鳴りました。こんなときに誰からかと思えば、院長先生です。話は次のようなものでした。

私：はい、林です。

院長：林、今どこにいる？

私：院長先生ですか。なかなか休みが取れないので、今、休みを取って北海道に来ているんです。

院長：能登で地震が起こったぞ。帰ってこい。

私：え？　私がですか？　他に行く人がいませんか？

院長：とにかく帰ってこい。

私：いやぁ、先生、北海道に昨日着いたばっかりです。まじっすか？

院長：まじっす。

私：先生でも、そんな言葉を使うんですか？

　こんなやりとりをした後、スキーウエアを脱いで飛行機を取り直して帰りました。そして、院長先生に空港から「先生、今、小松空港に着きました。どこに行けばいいですか？」と電話しました。そしたら「うーん、自宅待機だ」。「え？　自宅ですか。わかりました。自宅に帰ってまた連絡します」。そして自宅に着いて「先生、自宅に着きました」と電話したら「派遣はなくなった。ゆっくり休め」ですよ。このときだけは救急医を辞めようと思いました。

⑨ 失神 そもそも、失神とは？

○ 失神は、短時間で意識を失い、すぐに完璧に元に戻る

次は失神について説明します。

72歳の女性が横になってテレビを見ていました。すると、急にパタッと倒れてしまった。びっくりした家族が「お母さん、大丈夫？」と言ったら、「うん？ なに？」とこんな感じです。前駆症状もなしに意識消失し、顔色はすごく悪かったようですが、わずか2分ですぐに平常な状態に戻りました。胸痛もありません。来院時にもやはり異常はありません。心電図をとると、心房細動（atrial fibrillation；AF）があり脈拍は55回/minです。今はまったく症状が出ていません。

さて、このような患者さんは、**図3-32**の3つのどれに当てはまるのでしょう？

> 72歳女性。横になってテレビを見ていたとき、意識消失2分間。前駆症状なし。胸痛なし。来院時、異常なし。心電図は心房細動で脈拍数は55回/min。今は無症状。
> 1. 低血糖
> 2. TIA（一過性脳虚血発作）
> 3. 不整脈
>
> 図3-32：Q.患者さんが当てはまるのは？

はい、手を挙げてください。

これは不整脈が正解です。迷う必要もなく不整脈です。このような場合、意外に「心房細動があるから血栓が飛んだのだろう。だからTIA（transient ischemic attacks：一過性脳虚血発作）に違いない。そして、もう治ったんだから何もしなくてもいいのではないか」と言う人が多いです。しかし、これは間違いです。この人は放っておくと死にますよ。

キーワードは、「横になっていたときに発症した」と「前駆症状は全然なかった」、そして「心房細動で徐脈」です。これだけいやらしいことが3つもそろったら、不整脈以外ありえないのです。失神というのは短時間で意識を失って、すぐに完璧に戻るものなんです。TIAなら必ず神経局在所見を伴いますし、意識消失時間ももっと5〜10分と長いですよね。

◯ 失神はほとんどの場合、脳の血流障害

どうしてこういうことが起こるかという、仕組みを見ていきましょう。

人間が意識を失うには2つのメカニズムがあります。1つは両側大脳がやられること、もう1つは脳幹がやられることです（図3-33）。

> エネルギー（酸素、糖）の消失
> ◆両側大脳の障害
> ◆脳幹（上行網様体系）の障害
> 脳幹が原因なら意識消失の前後に脳幹、小脳の症状の出現が必須！
> これは脳幹が原因の時に限ってのことです。
>
> 図3-33：意識を消失するためには……

大脳の場合は、大脳の両側がやられていないと意識消失しないです。

もしTIAで失神が起こるなら、右と左の内頸動脈が同時に詰まって、同時に通ることが必要です。そんな都合のいいことはありえないですね。脳の血流がほとんど落ちて、その後にキュッと元に戻った場合に起こるのが失神です。だから、ほとんどが脳への血流障害ですね。

◯ 失神とTIAでは病歴がまったく異なる

脳幹には意識中枢（上行網様体）がありますから、ここがやられると確かに意識を失います。そのため、脳幹のTIAなら意識を失うことがありえます。この部位のTIAなら一過性の意識消失にはなりますが、TIAの意識消失時間は5〜10分と、通常の失神よりはるかに長い時間になります。その上、脳幹の血管は枝分かれしているので、絶対に上行網様体以外の脳幹と小脳の神経症状が出ることになります。だから、TIAと言いたかったら病歴だけで診断できます。

例えば、おじいさんが食事をしていて、ご飯を食べているときに、突然ろれつが回らなくなってしまったとします。右手に持つお箸も落としてしまい、片麻痺が起こってしまった。右の口角からご飯がこぼれはじめます。「しぶれる、しぶれる」と右の顔を触ります。回転性めまいのせいで、座ってもいられません。そしてそのまま意識を失っていきました。一緒にいたおばあさんは、「おじいさん、大丈夫？　大丈夫？　おじいさん、なんで意識がなくなった？」と、慌てて息子に電話します。

おばあさん：おじいさんの意識がなくなった。

息子：なんで俺に電話するんだよ。こんなときは救急車に決まってるだろ！

おばあさん：救急車は何番だったっけ。

息子：119番！　119番して！

おばあさん：あぁ、また息子に叱られた。おじいさんが死んで責められたらどうしよう……。

　という慌ただしいやりとりを経て、救急車の到着を待ちます。救急隊到着時は、意識レベルがJCS 300。救急隊は「1、2、3」とおじいさんをストレッチャーに乗せます。そして、受け入れ病院選定です。「○△救急隊です。意識レベルJCS 300の傷病者の受け入れよろしいでしょうか？」。そうしているうちに、おじいさんの意識が覚めてきました。「大丈夫ですか？　大丈夫ですか？　大丈夫ですか？」と声をかけます。ややろれつが回らない状態から、徐々に復活してきます。「おぉ、右手に力が入るようになったわい」。すると、おじいさん「どこへ行く？　病院か？　わしは行かんぞ」というような会話が始まります。これがTIAの典型的な一過性意識障害の症状です。

　TIAであるこのおじいさんのケースを振り返ってみましょう。まず、片麻痺が出ていましたね。ろれつも回らなかったですね。構語障害も出ていましたね。顔がしびれていましたね。回転性のめまいも確認できましたね。そして意識消失の時間が、救急隊が来てから搬送時までと長いです。時間にして5分以上。10分ぐらいでしょうか。これは長い部類です。TIAは意識が戻るまでの時間が結構長めで、1〜2分ですぐ意識が戻る普通の失神とは全然違います。

　意識障害の患者を見て気が動転した家族は、医療者にわかりやすい病歴なんてなかなか言ってくれません。そこで、皆さんは、患者さんに「ろれつが回らなかったということはありませんでしたか？　右手に力が入らないということはありませんでしたか？」と具体的に神経局在所見を聞くといいです。患者さんが「そういえばそうでした」と言ったら、それだけでTIAと診断がつきます。TIAはCTを撮っても、MRIを撮っ

ても引っかかりません。だから、病歴が大事です。しかし、逆に言うと、ものすごく簡単に診断できるのです。

先ほどの72歳女性は、パッと意識を失ってパッと意識が戻ったので、絶対にTIAはありえないのです。神経局在所見がないですよね。いくら心房細動（AF）があったとしても、なんでもかんでもTIAではありません。パッと倒れてパッと意識が戻ってとなれば、TIA以外を考える。むしろやや徐脈なので、短時間心臓が止まったと考える方が妥当です。

◯ 失神を考えるときは、低血糖とてんかんも考慮しておく

失神というのは、一過性の意識消失の発作が出て、数分以内に意識が完全に戻るものを言います。「数分」というのは、だいたい1〜2分のことを指します。そのため、意識が完全に戻らないようであれば、何か他の原因で意識障害が起きていると鑑別することになります（図3-34）。

> ⇒まず本当に失神かどうか見極めろ
> ❖ 一過性の意識消失発作
> ❖ 脱力を伴う
> ❖ 数分で完全に元の状態に戻るもの
> ~~完全に戻らないもの~~
> ~~どことなくボォッとしているもの~~
>
> 図3-34：失神とは

ここで言う「他の原因」の中でぜひ皆さんに覚えてほしいのは、「低血糖」と「てんかん」が最も多いということです。失神が起きたときの状況というのは、こればかりは目撃者でないとわからないです。だから

完全に意識が戻った失神の患者さんに対しては、とりあえず血糖だけは測ってください。まともなように見えても、変かもしれないからです。

血糖に異常がない、すなわち低血糖が否定できたら、次はてんかんがないかどうかを確認します。てんかんもすぐには意識が完全に戻りません。意識が戻ったとしても、しばらくはまだボーッとしているんです。痙攣後のもうろう状態ですね。それがいつもと一緒かどうかは判定しづらいので、失神を考える際には、低血糖とてんかんの可能性はきちんと確認した上で、必ず除外しておくのです。

◯TIAによる失神には神経所見が出る

TIAによる失神には、必ず神経所見が出ます。麻痺、しびれ、構語障害、複視、回転性めまいなどのことですね。こういう症状が出ていないかを聞けば、それだけで必ず診断がつきます。なお、TIAによって起こる失神は全体の6％です（図3-35）。

- ◆意識消失の前または後で脳幹、小脳の症状が出現
  - ・詳しい病歴必須
  - ・麻痺、しびれ、構語障害、複視、回転性めまいなど
- ◆意識消失のみではTIAの診断基準に入らない

> 余談だけどね…
> めまい単独であっても⇒TIA・脳梗塞は限りなく可能性は低い

図3-35：TIAの失神（つまりマレ！）

非常にまれですが、くも膜下出血の患者も失神の症状で来ることがあ

ります。これが見逃しやすいから要注意です。ですから失神の患者さんには、頭が痛かったかどうか聞いてください。それでくも膜下出血を見つけられるときがあります。ただし、患者さんが「頭が痛い」と言わないくも膜下出血もあるから注意が必要です。

> 3時間目 頭が悪いの？ ～意識障害、失神、頭痛など～
> ## ⑩ 失神 失神の3羽ガラス
> ～その1：心血管性失神～

◯ 見逃した場合の1年後致死率は18～33％に及ぶ

図3-36のDr.林の『失神の3羽ガラス』に書いてある内容は重要です。星印をつけてぜひ覚えてください。特に覚えてほしいのは、心血管性失神と起立性失神（出血、貧血、脱水）です。この2つをしっかり押さえておけば、死んでしまう失神は見逃しません。

失神の3羽ガラス
①心血管性失神
②起立性失神（出血、貧血、脱水）
③血管迷走神経反射
（その他④薬剤性失神）

TIAは最後に考えましょう

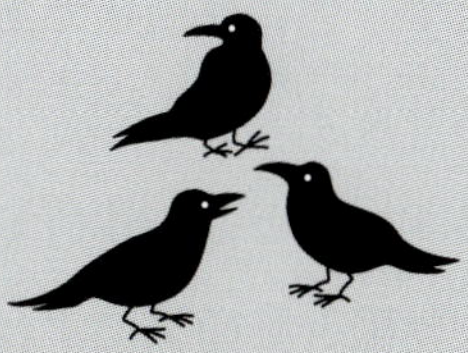

図3-36：Dr.林の『失神の3羽ガラス』

心血管性の失神は、見逃すと1年後に3〜4人に1人は死んでしまいます（図3-37）。

> ❖ 心血管性失神　⇒ 18〜33％（1年後死亡率）
> 　- 発生頻度は5〜28％
> ❖ 原因不明　　　⇒ 6％
> ❖ その他の失神　⇒ 12％
>
> 図3-37：失神の予後（1年後死亡率）

見逃しは厳禁！特に高齢者は心臓を徹底的に疑うこと

心血管性の失神がどういう病気で引き起こされるのかというと、まず「脈が速い、遅い、止まる」の①不整脈です。

速いのはVf（心室細動）/VT（心室頻拍）です。遅いのは房室ブロックです。止まるのはSSS（sick sinus syndrome）と呼ばれる洞機能不全症候群です。またVfになりやすいブルガダ症候群やQT延長症候群、WPW症候群などもあります。

それから②器質的疾患というと、心筋梗塞もそうですが、心不全が圧倒的に多いです。他に弁膜症である大動脈弁狭窄症、それから肥大型心筋症などがあります（図3-38）。

心血管性の③血管とは一体何でしょうか？　それは、心臓から出る血管、つまり大動脈と肺動脈ですね。大動脈では解離、肺動脈では肺塞栓がよく見逃されます。ですから、この2つをしっかりと押さえておいてください。繰り返しますが、大動脈解離と肺塞栓がよく見逃されます。この2つを失神の鑑別に挙げられたら、バリバリの優秀なナースです。

3時間目　頭が悪いの？　〜意識障害、失神、頭痛など〜

- ◆ 不整脈
  - 頻脈性、徐脈性
- ◆ 器質的疾患
  - AS（大動脈弁狭窄症）など弁膜疾患
  - 心筋症、心不全
  - 大動脈解離
  - 肺塞栓（10％→失神）

心血管性失神「HEART」	
H	Heart attack, Heart failure
E	Embolism（肺）
A	Aortic dissection
R	Rhythm ×
T	Tachycardia (VT, Vf)

絶対見逃したくない！
老人は違うとわかるまで心臓を疑うべし！

図3-38：心血管性失神

　確認するのは心臓だけではないです。大動脈解離と肺塞栓を疑って、さらに「SpO₂はどうかな？」というチェックをする。「背中は痛くありませんでしたか？」と尋ねることも大切です。そして、血圧の左右差までチェックすると完璧です。心血管性の失神はよく見逃されますので、これらのことをしっかり押さえておいてください。特に高齢者の失神は、違うとわかるまで心臓を疑ってください。

◯ 覚えよう！　心血管性失神のアプローチ

　心血管性失神について、さらに見ていきましょう。
　問題です。図3-39の3つの中で、心血管性失神を疑うものはどれですか？

1. 仰臥位発症
2. 冷や汗、動悸、めまいの先行
3. 食後発症

図3-39：Q.心血管性失神を疑うものは？

はい、手を挙げてください。これは実は簡単に、一発で診断できます。答えは仰臥位発症です。

図3-40の内容は重要なので星印です。覚えてください。仰臥位発症の失神は、「寝転んでいるから重力の影響を受けないにもかかわらず、頭に血が来なかった」ということを意味しています。これはすなわち、心臓が止まったことを意味します。だから不整脈しか考えられないです。繰り返しますが、重力の影響をまったく受けない寝転んだ状態で意識を失うなんてことが起きたら、原因は心臓が止まったことによることが圧倒的に多いです。

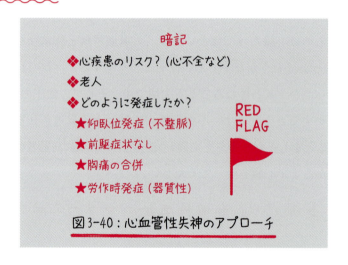

図3-40：心血管性失神のアプローチ

先ほど心血管性失神、起立性失神、血管迷走神経反射性の失神があると言いましたが、実は、起立性失神と血管迷走神経反射性失神は重力の影響を受けます。だからこの2つの失神では、全身の血液が足に下がってしまうので、血の気が引いて目の前が暗くなる（白くなる）、ドキドキして、吐き気がするという前駆症状が出ます。しかし、心血管性失神は1、2、3、ポーンというふうに前触れもなく急に意識を失います。こ

のことが教えてくれるのは、前駆症状の確認が大事だということ。先ほどのテレビを見ていたおばあちゃんは、前駆症状なしで、寝転んでいてパターンと意識を失いました。これは不整脈しかありえないです。

　胸痛があったら、心筋梗塞、大動脈解離、肺塞栓の3つをセットで疑います。労作時発症というのは心不全もあるし、肥大型心筋症や弁膜症もありますよね。「胸痛」というキーワードはすごく大事ですよ。これを見つけたら、すぐ心電図とモニターをのせて、12誘導心電図をとって、エコーを準備して胸部X線ですよね。そして原因を探していけばいいです。これはぜひ覚えてください。すごく大事です。

⑪ 失神 失神の3羽ガラス 〜その2：起立性失神〜

○ 起立性失神のアプローチ

　『失神の3羽ガラス』の2羽目、「起立性失神」について見ていきましょう。

　起立性失神は、出血や貧血、脱水が原因で起こります。血の気が薄いということですね。パーキンソン病や糖尿病でも自律神経失調から起立性失神は起きますが、発症が遅いです。起き上がって歩きはじめて数歩歩いたら、つらくなってバッタリ倒れるなんて早い（3分以内）失神を起こすのは、やはり出血、貧血、脱水です。

　もう一つ付け加えるとしたら、薬剤性の失神です。降圧薬、睡眠薬、安定剤、抗ヒスタミン薬、QT延長から不整脈をきたすような薬剤など

も失神を起こしやすくなります。

　血液が消化管から出ているか、婦人科の病気から出ているかが多いですから、便の色（タール便、血便）を聞いたり、女性の場合は子宮外妊娠（異所性妊娠）がないかなどを聞いてください。肝硬変の疑いがあったら食道静脈瘤を疑います（図3-41）。

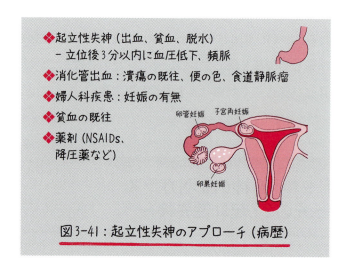

図3-41：起立性失神のアプローチ（病歴）

◯ 気をつけて！　起立性失神の落とし穴

　起立性失神を確実に見つけるためには、生理についてきちんと問診をします。痛みを伴わない子宮外妊娠（異所性妊娠）も2～4％ありますので、これを疑うことも重要です。

　「空腹時にお腹が痛い」という胃潰瘍を疑わせる病歴があったら、迷わずNGチューブ（nasogastric tube：経鼻胃管）を入れてください。そしたら25％の確率で胃から血が出てきます。慢性の出血であれば血液検査で貧血がわかりますが、昨日から始まったような急性の出血だと

血算（ヘモグロビンやヘマトクリット）ではまだ血液が薄まっていないので、わかりません。急性期の出血を見つけるには、NGチューブがいいです。NGチューブは完璧ではありません（出血が少量なら見逃す）が、急性の大量出血ならわかりますし、ゆっくりとしか出血していなければ、すぐに死ぬことはないので慌てなくていいです。

　肝硬変があったら、食道静脈瘤を疑います。

　その他の方法としては、便潜血反応を見るぐらいしかありませんが、痔があると便潜血はすぐに引っかかってしまい偽陽性になってしまいます（図3-42）。

◆生理はきちんと期間、量まで問診を
◆痛みのない子宮外妊娠（異所性妊娠）：2〜4％
◆女性→妊娠→子宮外妊娠（異所性妊娠）を疑うべし
◆消化管出血は急性のものでは血液検査で引っかからないこともあり
◆→経鼻胃管、便潜血反応

図3-42：起立性失神（出血）の落とし穴

> 3時間目 頭が悪いの？ 〜意識障害、失神、頭痛など〜

⑫ 失神 失神の3羽ガラス 〜その3：血管迷走神経反射〜

○ 血管迷走神経反射性失神のアプローチ

　『失神の3羽ガラス』の3羽目、「血管迷走神経反射性の失神」の原因は何でしょう？　それは、びっくりした、怒った、笑った、おしっこした、便をした、咳をした、嘔吐した、嚥下した、などです。これらの感情や行為に伴って副交感神経がパーンと頑張ると、血管が広がって、プーッと足に血が下がり脳貧血になるのです。ですから血管迷走神経反射性の失神は、座っている状態のときか、立っている状態のときしか起こりません（図3-43）。

- ◆驚愕、怒り、笑い
- ◆排尿、排便、咳、嘔吐、嚥下→Situational
- ◆老人→食後、血圧が下がりやすい
- ◆飲酒、風邪などの合併→助長する
- ◆前駆症状あり
  - 冷や汗、ふらつき、めまい、嘔気
- ◆多くは輸液のみで良くなる

図3-43：血管迷走神経反射性失神とその関連疾患のアプローチ（病歴）

　脳貧血になる前駆症状としては、冷汗やふらつき、めまい、吐き気、動悸などがあり、これらの結果として目の前が暗くなります。けんかし

3時間目　頭が悪いの？　〜意識障害、失神、頭痛など〜

て興奮しているときに起こる失神もこれですね。でも、実は血管迷走神経反射性の失神はあまり大したことはないです。<u>点滴だけで、ほとんど他には何も処置をしなくてもいいです。</u>

　さて、昨日はバレンタインデーでしたよね。例えば、バレンタインデーなのに病院の勤務が当たってしまった。せっかく彼氏と一緒に過ごそうと思ったのに……誰も代わってくれない。「ちくしょー」と思っていたら、素敵な友だちが「いいよ。代わってあげるよ」と言ってくれた。そこで、「しめしめ、彼氏は私が勤務していると思っている。でも合鍵を持っているから、手作りのチョコレートケーキを持っていって驚かせてやろう」と考えるわけです。

　さあ、バレンタイン当日です。トントントントンと階段を上がって、合鍵でカチャッと開けたら、知らない女物の靴がある。中に入ると、知らない女と彼氏が裸でベッドに入っている。「あー！」と言ったら、彼氏が「俺の妹、俺の妹」って弁解します。そこで、「なんで妹と裸でいるの？」と思っていると、心臓がドキドキドキッとして、冷汗が出てきた。脈を測ってみたら、ドクッ、ドクッと徐脈になってきた。そして目の前がだんだん暗くなってきた。倒れそうだなと思ったら、「点滴だけでいいから、点滴だけでいいから……」と言いながら倒れていく。これが正しいナースの倒れ方ですね。

　余談でしたが、これが血管迷走神経反射性の失神です。

○現着時の様子を救急隊に尋ね、徐脈の有無を確認する

　血管迷走神経反射性の失神をおさらいしておきましょう。「ウワーッ」とびっくりすると、まずは脈と血圧がドキドキドキドキッとします。これは交感神経が頑張っている状態。すなわち心臓に負担がかかっていま

す。このままじゃ良くないから、何とかしないといけません。そこで今度は、「副交感神経、頑張れー！」ってなります。副交感神経が頑張ると、交感神経との立場が逆転して一気に血圧が落ちて徐脈になります（図3-44）。

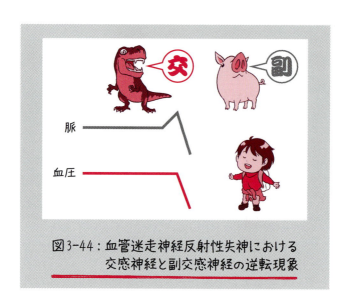

図3-44：血管迷走神経反射性失神における交感神経と副交感神経の逆転現象

ところで、この徐脈を見つけられるのは救急隊員だけです。救急隊員の現場到着時だけ徐脈になっています。病院に着くころには元に戻っていますから、医師や看護師は徐脈の判断ができません。だから救急隊に現着時の脈を聞いてください。そのとき徐脈になっていたとしたら、血管迷走神経反射性の失神の可能性大です。

他にも、「けんかしました。びっくりした。うんこした。それで失神した」ときたら、血管迷走神経反射性の失神です。例えば今日の朝、うんこがなかなか出にくかった。「うーん、うーん、やっと出たー！」といったときに、目の前がふっと暗くなって、「おー、危ねえ」とクラッとなっ

◯ 失神時に頭をぶつけ、外傷を負うケースもある

血管迷走神経反射性の失神で意識を失い、立った状態で倒れて、頭を硬い物に強烈にぶつける。そういったことも起こりえますが、ものすごく危ないですね。通常失神では頭のCTは不要ですが、失神で倒れて頭をぶつけると、まったく受け身がとれていないので、重篤なことがあり、頭部CTが必要になります。

⑬ 失神 三種の神器とサンフランシスコ失神ルール

◯ 失神の三種の神器

失神の検査には三種の神器があります。それは、「採血で貧血がないかを確認する」「心電図をとる」、そして「妊娠反応の確認」です。次に4番目として「エコー」も大事ですから、ここに加えておくといいですね（図3-45）。エコーは心臓だけでなく、大動脈や右室負荷（肺塞栓）、腹腔内出血も探すことができる優れものです。

> ◆採血
> ◆心電図＋エコー
> ◆妊娠反応
>
> 図3-45：失神検査：三種の神器

○ サンフランシスコの失神ルール

　San Francisco Syncope Rule（サンフランシスコの失神ルール）というものがあります（**図3-46**）。これは世界的にも有名なルールで、「CHESS」と覚えます。CHESSとは、うっ血性心不全、貧血、心電図の変化、息切れ、血圧低下の頭文字をつなげたものです。これらが意味しているもの、すなわち「サンフランシスコの失神ルール」が言いたいことは何かというと、心血管性失神と起立性失神（出血、貧血、脱水）のことです。有名なルールですが、イマイチなので、今、皆さんが勉強してきたことの方がよっぽど詳しくて、皆さんの方が優秀なんです。失神はサンフランシスコの失神ルールで説明できるほど単純なものではないですからね。

CHESS
- **C**ongestive Heart Failure　　うっ血性心不全
- **H**t＜30％　　　　　　　　　　貧血
- **E**CG　　　　　　　　　　　　洞調律でない、新しい心電図変化
- **S**hortness of breath　　　　　息切れ
- **S**ystolic BP＜90mmHg　　　　血圧低下

7日後の重大なイベントの予測
感度96.2％　特異度61.9％
すべて（−）軽症→入院10％減少可

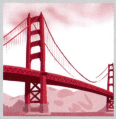
サンフランシスコ

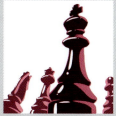
チェス

図3-46：San Francisco Syncope Rule
　　　　（サンフランシスコの失神ルール）

4時間目

胸が悪いの?
~胸痛、呼吸困難など~

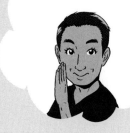

八戸市立市民病院
今 明秀

4時間目　胸が悪いの？　〜胸痛、呼吸困難など〜

①見逃してはいけない4つの胸痛 「4 killer chest pain」

○ 胸痛には多種多様な疾患がある

　今でございます。よろしくお願いします。今度は胸痛についてです。では、第1問。胸痛をきたす疾患には何があるかを挙げてください。答えは図4-1の通り、心血管系から筋骨格系までたくさんあります。

> ◆心血管系：<u>急性心筋梗塞</u>、<u>大動脈解離</u>、
> 　　　　　　不安定狭心症、心膜炎、心筋炎
> ◆呼吸器系：<u>肺塞栓</u>、気胸、縦隔気腫、肺炎、
> 　　　　　　胸膜炎、縦隔炎、腫瘍
> ◆食道疾患：特発性食道破裂、食道攣縮、
> 　　　　　　逆流性食道炎
> ◆腹部疾患：胆嚢炎、子宮外（異所性）妊娠破裂
> ◆筋骨格系：椎間板ヘルニア、肋軟骨炎、
> 　　　　　　帯状疱疹、帯状疱疹後神経痛
>
> <u>図4-1：胸痛をきたす疾患</u>

　胸痛には、大きく分けると心疾患系である心臓の胸痛、呼吸器系の胸痛、食道疾患の胸痛、腹部疾患の胸痛、筋肉・骨格系の胸痛があります。とはいえ、全部を説明するわけにはいきませんので、この中から重症の胸痛を選んでお話ししたいと思います。

○死に至ることがある4つの胸痛

　見逃してはいけない胸痛に、「4 killer chest pain」と呼ばれる胸痛があります。では、4つの死んでしまう胸痛は図4-2の3つのどれでしょうか？　はい、答えをどうぞ。

> 1. 急性冠症候群
> 2. 逆流性食道炎
> 3. 気管支喘息
>
> 図4-2：Q. 見逃してはいけない胸痛〜4 killer chest pain〜はどれ？

　答えは急性冠症候群ですね。最近では心筋梗塞などのことを、「急性冠症候群」という言い方をします。うんとベテランのナースは心筋梗塞というふうに教わったと思いますが、最近の看護学生は心筋梗塞も含めて急性冠症候群という言い方をします。

　4 killer chest painに含まれる他の3つの病気は、肺塞栓、大動脈解離、特発性食道破裂です。この3つを加えて、4つの死んでしまう胸痛のことを「4 killer chest pain」と言います。

　さて、実は教科書によっては、特発性食道破裂ではなく緊張性気胸を4 killer chest painに含めているものがありますが、それも正しいです。特発性食道破裂の代わりに緊張性気胸を入れて4 killer chest painでもいいですし、緊張性気胸を除いて、代わりに特発性食道破裂を入れて4 killer chest painでもOK。どちらでもいいのです。

○ 胸痛患者には、まずは『さるも聴診器』！

胸の痛みについて具体的な例を交えながら見ていきましょう。

ここで紹介するのは、67歳の男性です。胸痛を訴えて救急要請をしました。救急車が駆けつけて搬送を行いましたが、救急車内でも胸痛は持続しています。顔面は蒼白、冷や汗が著明です。「冷や汗」っていうのはキーワードですよね。現在、血圧は140/78mmHg、脈拍80回/min、体温36.2℃、SpO_2 96％。そういう状況だと連絡がありました（**図4-3**）。

> ❖ 67歳、男性
> ❖ 胸痛を訴えて救急要請
> ❖ 救急車内でも胸痛は持続している
> ❖ 顔面蒼白、冷汗著明
> ❖ 現在、血圧 140/78mmHg、脈拍数 80回/min、体温 36.2℃、SpO_2 96％ (room air)
>
> 図4-3：救急車からセカンドコール……

今まさに救急車がこちらに向かっているところです。さあ、皆さんなら何を準備しますか？ 選択肢は3つ（**図4-4**）。はい、どうぞ。

> 1. サルの聴力検査
> 2. サルも聴診器
> 3. サイの浣腸器
>
> 図4-4：Q.何を準備しますか？

「あいつ、何言ってるんだ？」って思ってません？　私もわかってやってるんですよ。皆さんもお疲れかもしれませんから、眠くならないようにやっているだけですからね。ふざけているわけではありませんので、そんな目で見ないでください。

もしくは目がパッとさえている人は、「あいつ、なにふざけてるんだ」と言うかもわかりません。でも、今にも眠りそうな人はこれで目が覚めるわけですよね。そう、「サイの浣腸器」！　見てみたいですね。どんなのでしょう？

さて、話を戻しましょう。救急搬送の患者を受け入れるための準備は『さる（サル）も聴診器』でした。「酸素、ルート確保、モニター、超音波、心電図12誘導、胸部X線」のことです。これらを準備するんですね。そして今から来るこの胸痛の患者に対しては、除細動器も用意します。

②4 killer chest painを探すための7つの方法

○胸痛患者には、4 killer chest painを頭に入れた対応を

さあ、患者さんが到着しました。まず何をしますか？

ここで大事になるのが、見逃してはいけない4つの死んでしまう胸痛、つまり「4 killer chest pain」を頭に入れて行動することです。

じゃあ、4 killer chest painを探し出すためにはどうします？　それが、図4-5に挙げた事項です。

> ①患者の第一印象
> ②静脈ラインの確保、心電図モニター
> ③バイタルサインの測定
> 　a. 両上肢の血圧を測定
> 　b. 呼吸数とSpO₂をチェック
> ④心電図をとろう
> ⑤病歴を聴取、診察
> ⑥胸部X線を撮ろう
> ⑦採血・血液ガスの評価
>
> 図4-5：見逃してはいけない胸痛
> 　　　〜4 killer chest pain〜を探せ！

　まず1つ目は、患者さんの第一印象、パッと見です。パッと見て「状態が悪そうだ」「かなりやばいぞ」と感じるようであれば、その第一印象はやっぱり重要な情報なんです。

　静脈ラインの確保と心電図モニターも重要です。

　それから、バイタルサインを測定しましょう。バイタルサインの測定にあたっては、両上肢の血圧を測定します。ここで、「どうして右と左の血圧を測るの？」という疑問が浮かんだ人がいるかもしれません。それから、両方の血圧を測るということは、左右で差が生じる可能性だってある。このときに何を考えるべきか。そういうことをこれから解説します。

　大動脈解離という病気になると、血圧の左右差が出ることがあります。このときは呼吸数とSpO₂をチェックします。呼吸数の重要性はすでに話しました。

　末梢の酸素が不足しているとき、体はどうしたいか？　酸素をたくさ

んヘモグロビンに担がせて、末梢に酸素を送り込みたいんですよね。そのために呼吸を速くして、無理やりヘモグロビンに酸素を担がせようとする。こういったことが体に起きているのです。呼吸数の増加はその表れです。

呼吸が速いということは、末梢の酸素が不足していることを表しているのです。このことはSpO_2をチェックして確認します。

それから心電図12誘導をとります。心電図12誘導をとって、心筋梗塞が起きていないかを考えるわけです。

そして病歴を聴取します。そのときには心筋梗塞や大動脈解離などの、死んでしまう危険性がある胸痛の病歴を頭に入れて聞くことが大切です。

そして次に診察。さらに胸部X線を撮り、採血・血液ガスの評価へと進めていきます。

○4 killer chest painの探し方①：第一印象は重要な情報

それでは、最初に言った第一印象で何を見るのでしょうか。その答えの1つは顔色です。顔面蒼白になっているのかどうか、顔色を見ることですね。それからもう1つは冷や汗ですね。顔色と冷汗の2つを見てどちらかがあったら、もしくは両方あったら、これは危ない状態を示しています。冷や汗と顔面蒼白という2つのキーワードが大事です。患者さんが来たら、まず第一印象で顔色と冷や汗をチェック。そうすると状態がわかります（図4-6）。

だからドクターや先輩ナースに「おまえ、どうして心電図12誘導をとらないのに心筋梗塞だってわかるんだ？」と聞かれても、「患者は冷や汗をかいていて顔面蒼白ですからわかります」と答えられます。

それからもう1つ、会話ができないほど具合が悪そうかどうかを確認

> ①第一印象
> → 顔面蒼白、冷汗
>   具合が悪そう
> 会話できるか？
> → 会話できない
>   酸素投与を開始する
>
> 図4-6：4 killer chest painの探し方①

します。会話ができなかったら相当悪いなと判断できます。出血性ショックだって、40％以上の出血をしているときは昏睡になって、声が出なくなりますよね。だから声が出ない出血性ショックを見たら、40％以上出血しているとわかるわけです。「なんで出血が40％以上だってわかるんだ？　なんで2L以上出血していることがわかるんだ？」と言われても「声が出ていない昏睡状態を確認しましたからわかります」と回答できるということですね。

　繰り返しますが、第一印象では顔色と冷や汗を見て、声が出ているかどうか、会話ができるかどうかを確認することです。これで病名や症状の重さがわかります。そして、会話ができなかったら、相当悪いとわかるわけですから、酸素投与を開始します。

　さあここからは、酸素投与をすることになってからのお話です。ストレッチャーについている500L酸素ボンベを今、10Lでシューッと鳴らしています。残圧を見ると「5」を示しています。では、この酸素ボンベはあと何分ぐらい使えるでしょうか（図4-7）。どれでしょうか？　はい、どうぞ。

4時間目　胸が悪いの？　～胸痛、呼吸困難など～

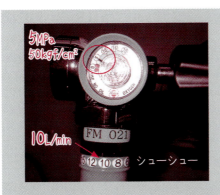

図4-7：Q.この酸素ボンベはあと何分ぐらい使える？

答えは「15〜20分」です。残圧を見て、10Lだと、これぐらいの時間は使えるだろうという予想をつけます。

> 急性冠症候群でも$SpO_2≧$94％で息切れがなければ、酸素投与による予後改善のエビデンスはありません。むしろSpO_2を100％にしない方がいいのです

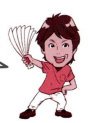

4時間目　胸が悪いの？　～胸痛、呼吸困難など～

コラム　海辺の街・八戸と救急医療

　海のまち八戸ですから、漁船に乗っているときに事故も起きます。私も、日本からはるか400km沖の太平洋上で事故が起きたので出動してくれという要請を、夜の8時に受けたことがあります。私はそのとき、トム・クルーズになったような気持ちでヘリコプターに乗っていきました。

私は太平洋に飛んでいきました。といっても自分がヘリコプターを運転するわけじゃないので、シートベルトをして座っているだけですが。海上は夜ですから真っ暗です。しばらくすると、漁船の明かりが見えてきました。そこへブォーンと飛んでいって、「この船かな？　いや違う。あっちかな？」と水平線の向こうで捜し回ります。「この船でもない」と機長もクルーも真っ暗な太平洋の上で、漁船の明かりを一生懸命捜すわけです。

　そして、ようやく事故の起きた漁船を見つけました。「この船だ！」と言って、レスキュー隊がシュルシュルシュルッと降りていくわけです。すると、「患者は冷や汗が出て顔面蒼白。ショック症状を起こしている。今からバックボードに固定してつり上げます」と無線連絡が入りました。

　そしたら機長がレスキュー隊に「グズグズするな。燃料がカツカツなんだ。早く上がってこい」と驚くようなことを言います。私は不安になって、機長に「燃料がカツカツってどういうことですか？」と質問します。

　機長は「あっちへ行ったり、こっちに行ったりして捜し回ったので、燃料が少なくなっているんだよ」と答えます。私は「それは困りましたね」と不安な声で言います。機長は、「だから日本に戻るには、すぐここを出たいんだ」と言います。

　「なるほど。レスキュー隊はどうするんですか？」と私が聞くと、機長は「あいつが上がってこなかったら置いていく」と言います。私が「置いていくとどうなるんですか」と聞くと、機長は「この漁船で帰ってくることになる。この漁船が日本に帰ってくるのは2週間後かな」などと会話を交わしているうちに、患者が上がってきました。その間、私はシートベルトをまだカチッとしたままの状態です。

　それから、患者に続いてレスキュー隊が上がってきました。レスキュー

4時間目　胸が悪いの？　～胸痛、呼吸困難など～

隊が上がってきて、ヘリコプターのハッチをつかんだと思ったら、もうヘリコプターは左旋回して日本に向かって移動です。

クルーはすぐにドアをパンと閉めて、「先生、診察・治療をどうぞ」と言います。私は「わかりました」と答え、シートベルトを外して「橈骨微弱、冷汗あり」という感じでショックの治療を開始しました。

そして先ほどお話に出てきたように、酸素10L、リザーバー付きで、シューッと酸素投与を開始したんです。また、肘静脈から温めたリンゲルを全開で注入しました。「橈骨、血圧はどうなっているかな？」と思い、測りながら同時に超音波でいろいろな箇所を見ながら治療を行いました。

そうこうしている間に30分くらいは飛んだでしょうか。そのときふと、酸素の残容量が気になって、「このヘリコプターの酸素ボンベってこれだけですか」と私は尋ねました。すると隊員からは、「そうです」という回答。私が「残量カウントが少ないんですけど、どうすればいいですかね？」と尋ねると、「先生、酸素使いすぎだよ」とあっさり言われます。「そうですよね。これでは日本まで持たないですよね」「持たない、持たない」という会話が交わされ、それ以降はSpO$_2$ 94％のケチケチ作戦で酸素を減らしていきました。

何とか酸素を持たせながら酸素投与を続けているうちに、ようやく八戸の街の明かりが見えはじめました。ところが、「もうすぐ到着だ」というときになって、いよいよ酸素がなくなりました。SpO$_2$も下がってちょっとやばいなと思ったときに、ふっと見ると、クルーはみんな体に携帯酸素をつけています。そこで私は、「その携帯酸素はどんなときに使うの？」と聞いたら「墜落したときに使うんです」と言うじゃないですか。持ってないのは私だけですよ。「じゃ、墜落したら私はどうしたらいいのか？」と思いつつも、みんなから携帯酸素を集めて患者につな

いで、何とか八戸に到着するまで酸素を持たせることができました。

　すみません、長々と話しましたが、酸素の残量のチェックは大事ですから必ずしてくださいということです。

○4 killer chest painの探し方②：静脈ラインの確保、心電図モニター

　では、患者さんの治療のお話に戻ります。4 killer chest painを視野に入れた対処の2つ目は、静脈ラインを確保することです。そして、上肢の静脈からリンゲル、ソルラクト®、ヴィーン®F、ラクテック®をつなぎます。生理食塩水でもいいです。

　それから心電図モニターも必要ですね。

○4 killer chest painの探し方③：バイタルサインを測定する

　3つ目の対処はバイタルサインの測定です。ここでは、両上肢の血圧を測定します。

　先ほど少し触れた大動脈解離ですが、これは、大動脈の壁にひびが入って、解離して開いてしまう疾患です。大動脈解離はかなりの痛みを伴います。僕はなったことがないからわからないのですが、患者さんはすごく痛いと言います。

　右手に行っている大動脈の近くにひびが入ると、右手に血が行かなくなりますから、右の脈が弱くなって、右の血圧が落ちます。ただ、このとき左の血圧を測ると異常はありません。逆に左の腕に行っている大動脈の血管にひびが入ると、左の手に血が行かなくなります。その結果、左の脈が弱くなって、左の血圧が落ちます。ただし右の血圧に問題は起こらない。

　このように大動脈解離では、左右の脈と血圧に差が生じます。このこ

4時間目　胸が悪いの？　〜胸痛、呼吸困難など〜

とから、「どこにひびが入っているかな？」「ひびがありそうだな」ということを予測するために、血圧を測ったり脈に触ることが活用できるのです。

まとめとしましては、血圧の上肢左右差を測って、左右に血圧の差があったら大動脈解離かなと判断して次の処置に移ります。

では、血圧差がどれくらいあったら異常と判断できるのかというと、教科書によって15、または20と書いてあります。ですから、15〜20mmHgぐらいの差があったときに左右差ありと考えます。しかし、血圧の左右差があるから全員が大動脈解離ということではないですよ。大動脈解離を疑うヒントになるということです。

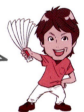

大動脈解離で血圧左右差が出るのは約3割程度。血圧左右差がないからといって除外はできませんよ

図4-8のように患者の血圧は、右が147/84mmHg、左が150/82mmHg。

②静脈ラインの確保
　→ 上肢の静脈から、リンゲル液をつなぐ
　輸液は左手にとること。PCIは右手
　心電図モニター
③バイタルサインの測定
　a. 両上肢の血圧を測定
　　→ 右 147/84mmHg
　　　左 150/82mmHg
　　　左右差はありません（15mmHg以上で左右差あり）
　b. 呼吸数とSpO₂
　　→ 呼吸数は18回/min（20回/min以上が異常）
　　　SpO₂ 96％ (room air)

図4-8：4 killer chest painの探し方②③

ですから左右差はありませんでした。

　呼吸数とSpO₂もチェックします。呼吸数は20回/min以上が異常です。この患者は18回/min（図4-8）ですから、呼吸数は問題なかった。SpO₂も96％ですから異常はなかったという結果でした。

◎4 killer chest painの探し方④：心電図をとる

　次に心電図12誘導について説明します。心電図12誘導では心筋梗塞に特徴的なST上昇を探します。

　心電図12誘導で何が大事なのかというと、心電図を頻回にとることです。1回目にとって、2回目、3回目と頻回にとることが心電図12誘導では大事です。時間経過とともに、心電図変化が明らかになります。頻回にとることが大事です。昔の心電図とも比較しましょう。

　このときにちゃんとIDを入力して名前を書いておきましょう。なぜなら、1ベッドの患者さん、2ベッドの患者さん、3ベッドの患者さんと同時に心電図をとっていることがあり、そのときに混乱を避けるためです。

◎4 killer chest painの探し方⑤：病歴を聴取する

　病歴聴取では頻度の多い心筋梗塞を念頭に置いて、心筋梗塞っぽい病歴を探していきます。

　まずは「症状の発生はいつからか？」を確認します。この患者さんの場合、4時間前からです（図4-9）。長いですね。症状が長いことが心筋梗塞の特徴です。

4時間目　胸が悪いの？　〜胸痛、呼吸困難など〜

> ⑤病歴を聴取
> ◆いつから？　→ 4時間前から
> ◆どのような痛み？　→ 胸を押されるような
> ◆場所は？　→ 胸の真ん中
> ◆どれくらいの時間続いている？　→ 約4時間
> ◆他の症状は？　→ あごが痛い
> ◆以前にも同様な症状があった？
> 　　→ 1カ月前にもあり約3分で軽快
> ◆既往歴は？　→ 糖尿病で加療中
>
> 図4-9：4 killer chest painの探し方⑤

　次に「どのような痛みか？」を確認します。この患者さんの痛みは押さえつけられるような痛みです。これも心筋梗塞の特徴的な痛みです。

　次に「痛みの場所はどこか？」を確認します。この患者さんは胸のど真ん中に痛みを感じています。これも心筋梗塞っぽい特徴になります。

　4つ目に「どれくらいの時間、痛みが続いているか？」を確認します。この患者さんは4時間続いています。長く痛みが続いているというのも心筋梗塞っぽい特徴になります。

　他に確認する症状に何があるのでしょうか？

　この患者さんはあごが痛いと言っています。「あごの痛み？　心臓の痛みと何の関係があるの？」って思いませんか？　あごの痛みにどんな意味・関係があるのでしょうか？

　心臓付近に痛みがあると、その痛みが神経に伝わって「おー、心臓が痛い、痛い」と脳が痛みを感じるわけですね。一方、あごの病気で痛みがあるとき、やはり同じようにあごの神経を通して、あごが痛いと脳で感じるわけです。例えば、あごが折れているとか、虫歯で腫れていると

か、そういうあごの痛みを脳が感じるわけです。

　ところで、心臓の神経とあごの神経はどちらも、耳の近くの辺りを通っています。そのため、本当は心臓が痛いのに、脳が勘違いをして「あごが痛い」と認識してしまうのです。これが、心臓の悪い患者さんが「あごが痛い」と言って来ることがある理由です。

　あごが痛いと訴える患者さんは、「同じ神経を通っているから、あごが痛い＝心臓が痛いのかもしれない」と翻訳するとわかりやすいです。本当に虫歯などであごが痛いこともありますが、あごが痛いということを患者さんが訴えたら、心臓が痛いというふうに翻訳すると心臓の病気の見落としがなくなります。

　次に確認するのは、「以前にも同様の症状があったか？」です。この患者さんは1カ月前にも症状があり、3分で軽快しています。胸痛を繰り返すというのも、やはり心筋梗塞の症状に近いです。

　既往歴も確認します。この患者さんは糖尿病で加療中です。糖尿病という言葉を聞いたら、心筋梗塞の可能性が高くなります。

◎4 killer chest painの探し方⑥：胸部X線を撮る

　胸部X線では何を見るのでしょうか。胸部X線を見て、例えば心臓が大きいと心臓が悪いのかもしれません（心筋梗塞と心拡大は無関係で、以前から心拡大があったかどうかの判断になるため）。上縦隔が拡大している場合は、大動脈解離かもしれません。あとは気胸があるかなども見ます。

コラム　妊婦とX線

　ところで、X線の話のついでに、妊婦とX線について話をします。妊婦のX線撮影で気になるのは、奇形や流産ですが、その危険性はX線の量が50mSvまではありません。50mSvまでは危険はないといわれています。

　では、この50mSvというのは、胸部X線で言えばどれくらいの回数になるでしょうか？　さあ、図4-10のどれでしょう。はい、どうぞ。

> 奇形や流産は50mSv (5rad) まで危険性はない。
> つまり……
> 1. 胸部X線なら800回
> 2. 胸部X線なら10回
> 3. 胸部X線なら2回
>
> 図4-10：Q.50mSvは胸部X線で言えば
> 　　　　　どれくらい？

　答えは800回です。この回数まで問題ありません。だから妊婦でも十分に撮れますね。つまり、妊婦でも必要だったらX線を撮っていいです。

　ただし、妊婦に影響の大きいX線検査があります。例えば、肛門からバリウムを入れる注腸検査、これは1回でアウトです。腹部CTも1回でアウトです。頭部CTなら100回まで問題ないです。繰り返しになりますが、患者さんが妊婦であっても、胸部X線や頭部CTなら撮っても

大丈夫です。

　ところで、2011年の東日本大震災では福島県が大変なことになりました。地震も、津波も、それから被曝もあって大変でした。林先生も福島に応援に行っています。私も福島に同じように応援に行き、ここで400人くらいの患者さんを診療しました（図4-11）。

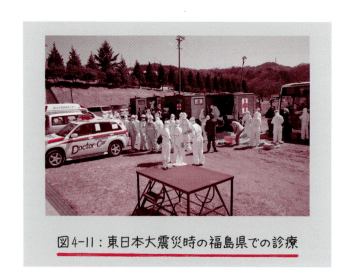

図4-11：東日本大震災時の福島県での診療

○4 killer chest painの探し方⑦：採血・血液ガスを評価する

　次は採血と血液ガスの評価についてです。まずは採血の評価。この患者さんを見ると白血球が上がって、トロポニンが陽性で、CKが上がって、ASTが上がっています。これらは心筋梗塞を考えないといけない所見を示しています（図4-12）。

> ⑦採血の評価
> 白血球 10,800、赤血球 473万、血小板 20万、
> K 3.9、Na 140、Cl 106、CK 699、AST 69、
> ALT 22、トロポニンT(＋)
>
> 血液ガスの評価
> pH 7.42、PCO₂ 34、PO₂ 104、BE －1.6
>
> 図4-12：4 killer chest painの探し方⑦

血液ガスの評価では、アシドーシスになっているかどうかを見ます。状態が悪いときにはアシドーシスになることが多いですが、この患者さんを見ると問題はありませんでした（図4-12）。

③4 killer chest pain その1：急性冠症候群（ACS）

○心筋梗塞を疑ったらMONA！

さあ、これまでの確認で、この患者さんはどうやら心筋梗塞らしいと思われます。となると次に、図4-13のどれをしますか？　はい、どうぞ。

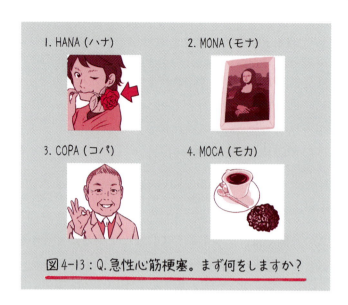

図4-13：Q.急性心筋梗塞。まず何をしますか？

　この答えは「MONA」ですね。

　「MONA」は何かというと、それぞれの頭文字であるM：モルヒネ、O：O_2（酸素）、N：ニトログリセリン、A：アスピリンを表しています（図4-14）。

- ◆M：モルヒネ
- ◆O：酸素（鼻カニューラ4L/min、F_1O_2 37％）
- ◆N：ニトログリセリン
- ◆A：アスピリン（経口または坐薬で）

図4-14：MONAとは……

　心筋梗塞かなと疑ったら、MONAを開始するわけです。酸素に関しては、5年ぐらい前まではたくさんやった方がいいということになっていましたが、最近では「SpO_2が94％あれば酸素をしなくてもいいので

はないか。94％以上あるのだったら酸素はいらない」ということになっています。つまり、必須ではないです。酸素をまず始めて、SpO₂を見て、94％以上だったら酸素を減らすとか、やめるとかでいいと思います。

> 酸素は多すぎると悪いので、SpO₂は100％にならないように調節してください

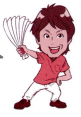

◉ 安静時に痛みが起こる不安定狭心症

　さあ、これまでの数々のチェックの結果、この患者さんは心筋梗塞、すなわち急性冠症候群らしいということがわかりました。

　急性冠症候群のことはACS（acute coronary syndrome）と言い、急性の冠動脈の病気です。ACSは種々の冠動脈閉塞に代表される一連の症候群で、心筋梗塞と不安定狭心症が含まれます。

　心筋梗塞はわかるけど、「不安定狭心症とは何？」という人に説明します。

　狭心症には2種類あり、1つは労作性狭心症です。これは運動したときに痛くなります。しかし、労作性狭心症は少し安静にしているとけろっと良くなります。そういう人が運動して痛くなったときには、ニトロール®をなめるとけろっと良くなり、そんなに大きな問題にはなりません。

　しかし、運動時に痛くなるのではなく、安静時に痛みが出るのは問題です。例えば、居間でくつろいで、フィギュアスケートで金メダルを取った演技をテレビで見ているときに、なんか痛くなってきた。これは安静時に痛みが出ていることになりますね。

　あるいはご飯を食べているときに「この刺身おいしいね。あれ？　胸が痛くなってきた」などというときも、やはり安静時に起きた痛みです

ね。このように安静時に痛みが出る狭心症を「不安定狭心症」と言います。これはたちが悪い狭心症です。

　こういう安静時の狭心症である不安定狭心症、そして心筋梗塞を含めて急性冠症候群（ACS）と言います。

◯ACSのリスクファクター

　ACSにはリスクファクターがあり、なりやすい人がいます。なりやすい人を覚えることによって、ACSの見逃しを少なくできます。リスクファクターは、45歳以上の男性、55歳以上の女性、糖尿病、高血圧、脂質異常症、喫煙、肥満、冠動脈疾患の家族歴があります（図4-15）。

> ❖ 種々の冠動脈閉塞に代表される一連の症候群。
>   心筋梗塞、不安定狭心症が含まれる。
> ❖ リスクファクター
>   45歳以上の男性、55歳以上の女性、
>   糖尿病、高血圧、脂質異常症、
>   喫煙、肥満、
>   冠動脈疾患の家族歴
>
> 図4-15：急性冠症候群
> 　　　　〜acute coronary syndrome〜

　これらACSのリスクファクターをマスターすると、街を歩いても結構気になって大変な思いをすることがありますよ。例えば、京都駅を歩いていて、「おっ、45歳以上の男性とすれ違った。あ、この女性は55歳以上だ」というように、ACSが気になります。あの人も、この人もリスクファクターを持っているぞという感じで気になって、真っすぐ道路を歩けなくなります。でも、それくらいになると救急外来のやりがいが

ありますね。「この人は55歳以上の女性。胸痛。急性冠症候群かな？」と判断して迅速に見抜けるわけです。

もちろん、糖尿病や高血圧、脂質異常症、喫煙、肥満といった病気や生活習慣、体の状態で判断することは必要ですけど、まずは年齢から考えていくんですね。

◯ 注意！　糖尿病患者と高齢者は 痛みを伴わない心筋梗塞を起こすことがある

なお、糖尿病では無痛性心筋梗塞があることを忘れてはいけません。糖尿病の患者さんは痛みに鈍感です。だから、心筋梗塞になって相当具合が悪いのに、「どうですか？」と聞いても「昨日、眠れなくて……。今朝、ご飯が食べられなくて……」と、あまり深刻ではない答えしか返ってこないことがあります。

> 心筋梗塞の3〜4人に1人は痛みがありません

その答えを受けて、「そうですか。でも顔色が良くないですよ」と聞いても、「調子悪いんですよ」という程度の回答です。それでも諦めずに「でも、冷や汗もかいてますね。胸は痛くないですか？」とストレートに聞いてみます。でもやっぱり、「胸は痛くないです」というような答えが返ってきます。

> 糖尿病以外に、高齢者、女性も無痛性心筋梗塞になります

> 冷や汗と心筋梗塞の相関は非常に高く、要注意サインです

このように糖尿病の患者さんは、胸に痛みがあっても、胸は痛くないと言います。これが無痛性の心筋梗塞です。「糖尿病の患者さんは心筋梗塞であっても無痛のときがある」ということを頭に入れておくことが大切で

す。

　さらに、糖尿病がなくても、高齢者は痛みを訴えないことが実に50％もあるのです。じゃあ、胸痛＝心筋梗塞のような説明は何なのということになりますが、実は、典型的な胸痛を訴える心筋梗塞は全体の25〜60％なんです。

> 4時間目　胸が悪いの？　〜胸痛、呼吸困難など〜

④ 4 killer chest pain その2：肺塞栓

○ 安静臥床が肺塞栓の原因に！？

　次の患者さんは、女性で体型は肥満体型、高血圧で薬を内服中です。職業は外科病棟看護師長です。交通事故で右下腿骨を骨折して入院、術前に介達牽引をして、入院10日目で手術をしました。術後4日目に、ベッドから立ち上がったときに突然の胸痛と背部痛を感じ、そのまま倒れ込んでしまいました。背中の痛みを訴えています。心電図をとってみたら異常なしです。主治医は「とりあえずCTだ、CTだ」と言っています（図4-16）。

　さて、このような状況で考えられる疾患は図4-17のどれでしょうか？はい、どうぞ。

> ◆ 55歳女性、肥満体型、高血圧で内服あり。
> ◆ 職業：外科病棟看護師長
> ◆ 交通事故で右下腿骨折し入院。手術。
> ◆ 術前介達牽引。受傷10日目手術。
> ◆ 術後4日目ベッドから立ち上がったときに突然の胸痛、背部痛。そのまま倒れ込んでしまった。背中が痛い。
> ◆ 心電図は異常なし。
> ◆ 主治医はとりあえずCT室への指示。
>
> 図4-16：整形外科病棟で急変!?

> 1. 心筋梗塞
> 2. 病歴からいったら肺塞栓
> 3. CTを撮ってみないとわからない
>
> 図4-17：Q.考えられる疾患は？

　答えは肺塞栓です。この状況は、肺塞栓であると考えられることを示していますね。

　この患者さんは、骨折の後に安静臥床していました。このことから肺塞栓が考えられるのです。肺塞栓は、下肢にできた血栓が心臓に飛び、肺動脈にふたをしてしまうことで起こる疾患です。

◯肺塞栓を見抜くヒントは足にある！

　では、肺塞栓を疑ったら次にどこを見るのが大事ですか（図4-18）？はい、どうぞ。

> 1. 胸を見る
> 2. 下肢を見る
> 3. 指を見る
>
> 図4-18：Q.肺塞栓疑い。どこを見るのが大事？

　答えは「下肢を見る」ですね。
　この写真（図4-19）を見てください。足に血栓ができています。右足、写真で言えば上は問題のない足、そして下にある左足が血栓のある足です。下腿の深いところの静脈に血栓ができています。そうすると深いところの静脈の血流が悪くなりますから、足が腫れます。

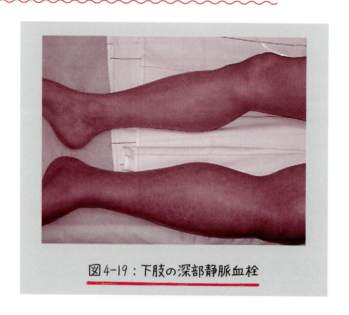

図4-19：下肢の深部静脈血栓

　また、深いところにある静脈が血栓でふたをされて、血液が行き止まりになっているので、皮膚のすぐ下の浅いところにある静脈がポヨポヨ

と浮き出てきます。その腫れているところをつまむと患者は痛がります。

　このような足の状態が、肺塞栓の原因となっている下肢の深部静脈血栓を示す症状です。だから、足を見ることで肺塞栓に気づくことができるのです。

　肺塞栓では、足にできた血栓が肺動脈に飛びます。普段は赤血球がパラパラと飛んでいます。これは問題ない状態ですね。ところが、けがをしたりして長期臥床して足の動きが悪くなると、静脈の弁の近くに血の塊ができてしまいます。しかも、それが多数できるんです。

　そしてあるとき、その血の塊が血管から外れてしまう。そして、その血の塊がどこに行くかというと、下大静脈を通って心臓に入って、肺動脈に達してしまいます。

　そこで、ふたをした血の塊にさらにどんどんどんどん血栓がついて、肺の血流が悪くなります。これが肺塞栓です。

　このように、けがの後などのように長期臥床していると肺塞栓が起こりやすくなります。そのため、下腿を見ることで肺血栓を推測することができます。なぜなら、下腿は肺塞栓ができる原因の大本を占めているからです。下腿に血栓があった印が見つかって、胸痛があったら「肺塞栓の可能性があるな」と考えるわけですね。

◯CT室へ行く前に実行！「見て」「聴いて」「触って」の3アクション

　肺塞栓を疑ったらCTを撮る必要がありますが、CT室に行く前に、「見て」「聴いて」「触って」の3つで次のことを確認します（図4-20）。

　まず、「見て」で確認すること。それは、「下肢の静脈が浮き出ているか」と「下肢の腫れ具合」です。また、閉塞性ショックになっていますから、頸静脈が腫れているはずです。このことも確認しておきましょう。

> ❖ まず、「見て」「聴いて」「触って」……
>   見て：下肢静脈怒張・浮腫はないか？
>   頸静脈怒張
>   聴いて：リスクファクターはないか？
>   触って：下肢の把握痛は？
> ❖ 凝固検査。D-dimer 高値
> ❖ 造影CT
> ❖ 疑ったらヘパリン投与も考えよう
>
> 図4-20：CT室に行く前に……

ところでなぜ、頸静脈が腫れるのでしょうか？　肺塞栓では肺動脈がふたをされているので、心臓から肺に血が行かなくなっています。そのため、行き場を失った静脈の血はその場で漂うしかありません。結果、頸静脈を腫らせてしまうのです。

　次に「聴いて」です。これは、肺塞栓になりやすいリスクファクターを質問して確かめることです。

　そして、最後の「触って」は、足を触ってみて、痛いかどうか聞いて確かめることです。これらが、CTを撮る前の「見て」「聴いて」「触って」です。

　肺塞栓ではD-dimerの値が高くなります。このことを血液の凝固検査で確認しておきましょう。これらの確認や検査を行いつつ、造影CTで肺塞栓の診断をつけます。なお、肺塞栓を疑ったらすぐヘパリンを開始することも忘れないでください。

　造影CTで撮ってみた結果がこの写真です（図4-21）。肺動脈に詰まっている血栓が写っています。

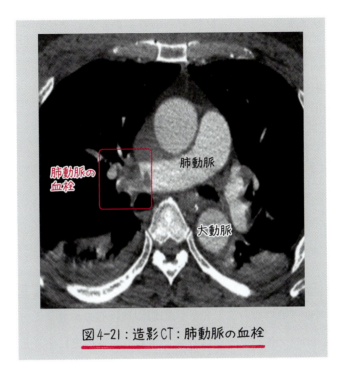

図4-21：造影CT：肺動脈の血栓

○「リスクファクター＋突然の胸痛・呼吸困難」は肺塞栓を疑え！

　肺塞栓は、「リスクファクター＋突然の胸痛・呼吸困難」で考えます（図4-22）。どういう意味かというと、まず、リスクファクターを確認する。それから胸痛と呼吸困難を確認することで肺塞栓かどうかを考える、という意味です。

❖リスクファクター ＋ 突然の胸痛・呼吸困難は肺塞栓を疑え!!

図4-22：肺塞栓

では、リスクファクターにはどういうものがありますか？　図4-23に挙げた3つの中で肺塞栓のリスクファクターはどれでしょうか？

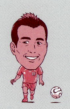

図4-23：Q.肺塞栓のリスクファクターはどれ？

2002年日韓サッカーワールドカップ直前に、高原直泰（なおひろ）選手がエコノミークラス症候群になりました。国際線の飛行機でエコノミークラスに乗ります。エコノミークラスは狭いですね。窓側の席に座るとトイレに行くのも大変です。だから、ついついトイレを我慢してしまうことになります。

ずっと座っているときに足に血栓ができてしまって、成田空港に降りて歩いているうちに、足にできた血栓がピュッと飛んで肺塞栓を起こして、バタンと倒れることがあります。これを一般的にはエコノミークラス症候群と呼んでいますが、つまりは肺塞栓のことです。

高原選手は肺塞栓になって、ワールドカップに出られませんでした。そういうことがあったのですが、覚えていますか？

さて、話を戻します。肺塞栓のリスクファクターは脂質異常症、サッカー、経口避妊薬のどれでしょうか？　はい、どうぞ。

答えは経口避妊薬ですね。経口避妊薬を服用すると凝固が崩れるので、肺塞栓のリスクファクターだといわれています。

4時間目　胸が悪いの？　〜胸痛、呼吸困難など〜

　ところで、高原選手は経口避妊薬を飲んでいたのでしょうか？　男性ですから違いますね。では、高原選手はなぜ肺塞栓になったのでしょう？

　経口避妊薬も含めて図4-24に紹介したようなものが肺塞栓のリスクファクターといわれています。

◆ 長期臥床
◆ 肥満
◆ 術後
◆ 骨盤下肢外傷
◆ 悪性腫瘍
◆ 妊娠・出産
◆ 経口避妊薬
◆ 血栓性素因
◆ 中心静脈カテーテル

図4-24：肺塞栓のリスクファクター

　実は、高原選手はこの中の骨盤下肢外傷に当てはまっていたのです。
　サッカーの高原選手はパスをもらいボールを受けます。彼はエースストライカーですから、彼の前にボールが来ると、彼はシュートします。シュートを打たれると点が入る可能性があるので、相手ディフェンスはどうするかというと、高原選手の足を目がけてスライディングしてくるなどして必死に守ります。だから、高原選手の足は相手からディフェンスを受けて、いつも傷だらけでした。足に傷がついて、そこに血栓ができたのです。
　ところで、スポーツ新聞はそのとき何て書いたと思いますか？　「高原選手、エコノミークラス症候群で倒れた」と書きました。そして「い

つもエコノミークラスに乗っているのですか？」と高原選手に聞いたりしています。高原選手は、一流選手ですから「僕はいつもファーストクラスです」と回答します。「では、なんでエコノミークラス症候群になったんですか？」みたいなとんちんかんな話が新聞に書かれていましたね。

　高原選手は肺塞栓、つまりエコノミークラス症候群でしたが、原因はエコノミークラスに乗っていたことではありません。彼はエースストライカーだから足が傷だらけで、それがリスクファクターとなって、肺塞栓、つまりエコノミークラス症候群になったのです。そこのところを正確に書いてほしかったですね。新聞社が私に解説を求めてくれれば正しい解説ができたのですが、スポーツ新聞は誰も私に聞いてくれませんでした。残念なことです。飛行機に長時間乗ってじっとしていると、エコノミーでもファーストクラスでも下肢静脈血栓症は起こります。

　最後に、肺塞栓の診断に役立つWells criteriaをまとめておきます（図4-25）。

1) DVTの症状・身体所見	3点
2) 他の診断が見当たらない	3点
3) 心拍数＞100回/min	1.5点
4) 3日以上の臥床または4週以内の手術歴	1.5点
5) 肺塞栓またはDVTの既往	1.5点
6) 喀血	1点
7) 悪性腫瘍（6カ月以内に治療か終末期）	1点

7点以上で高リスク、2〜6点で中等度、1点以下で低リスク
4点以下でD-dimerが陰性なら肺塞栓は除外できる。

図4-25：肺塞栓のWells criteria

⑤ 4 killer chest pain その3：大動脈解離

○ 胸痛を訴えていなければ、4 killer chest painの心配はない！？

さて、次の患者さんです。図4-26のタイトルにもあるように、この患者さんは胸痛を訴えていません。73歳の男性ですが、突然、左片麻痺を発症して、救急車で搬送されてきました。近医で高血圧を加療中です。来院時の血圧は90/45mmHg、脈拍100回/min。Japan Coma Scale (JCS) は100です。痛みと刺激で目が開かない状態です。左片麻痺があります。当直医は脳卒中を疑って、頭部CTが必要と言っています。

> ◆ 73歳男性、突然発症の左片麻痺にて救急搬送
> ◆ 高血圧症で近医加療中
> ◆ 来院時血圧90/45mmHg、脈拍数100回/min
> ◆ JCS 100、左片麻痺あり
> ◆ 当直医は脳卒中を疑い頭部CTへ……
>
> 図4-26：胸痛は訴えないのに……

しかし、この患者さんは本当に脳卒中でしょうか？ 図4-27の判断のどれが正しいでしょうか？ はい、どうぞ。

> 1. 片麻痺をきたしているので、まず頭部CTを撮って脳出血を否定する
> 2. 胸痛を訴えていないので、胸部疾患は否定的
> 3. CTよりもABCが大事なのでは？
>
> 図4-27：Q.ほんとに脳卒中？ 正しいのは？

答えは「CTよりもABCが大事なのでは？」ですね。これは、「血圧や呼吸数、気道などのABCをきちんとチェックすることで、何の病気かのヒントが見える」ということを意味しています。

○「ショック＋片麻痺」は大動脈解離のこともある！

まず、通常の脳卒中では、普段より血圧は高くなります。そこで、普段の血圧と比較をするのです。もしも血圧が日頃よりも高いようであれば、そのことを手がかりにして脳卒中に気づくことがあります。

また、上肢血圧左右差を見てみます。上肢血圧左右差とは何のことでしょう？ 覚えていますか？ 先ほど説明した大動脈解離ですね（図4-28）。

> ◆ 普段の血圧と比較しよう
> ◆ 通常の脳卒中では血圧は高くなる
> ◆ 上肢血圧左右差
>
> ◆ 疑ったら、頸部〜骨盤造影CT
> ◆ 心臓血管外科にもコール！
>
> 図4-28：ショック＋片麻痺は大動脈解離を考えよ！

ところで、大動脈解離と麻痺の間には、どういった関係があるのでしょう？　それを考えるために、大動脈解離の仕組みを思い出してみましょう。

まず、右手に行っている動脈のところにひびが入ると、右の血圧が落ちます。報告にもよりますが、20％以下から50％近くに認めるといわれています。これが大動脈解離の仕組みです。ところで、右手に行っている動脈のすぐ隣には、右の頸動脈があります（**図4-29**）。このことから、「右手の血圧が落ちて、右手の脈拍が弱い。もしかすると、右の頸動脈のすぐ近くにひびが入っているかもしれない」と考えることができるのです。そして、頸動脈にひびが入ると脳卒中の症状が出る。

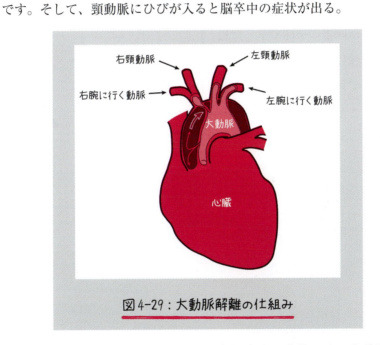

図4-29：大動脈解離の仕組み

だから、「ショック＋片麻痺」という脳卒中の症状では、大動脈解離がありえるのです。左手でも同じです。このように、大動脈解離はCTを撮る前に上肢血圧の左右差を見て気づけることがあります。

ドクターカーやドクターヘリで現場に行くと、CTを撮りたくても

CTがありません。そこで、脳卒中なのか、あるいは大動脈解離なのかを見抜くために血圧左右差を見ます。血圧に左右差があったら大動脈解離だと考えるのです。

大動脈解離だと疑ったら、頸部～骨盤造影CTを撮ります。大動脈解離は大動脈の病気だから、全身の血管のCTが必要になるためです。そして心臓血管外科にコールします。

繰り返しになりますが、血圧が低くて片麻痺を起こしている、つまり脳卒中らしくない片麻痺ですね、そういうときには大動脈解離を考えます。

図4-30は大動脈解離の胸部X線です。横向きの矢印で示した辺りの大動脈にひびが入っているので、腫れてきます。こういうことで気づくことができます。

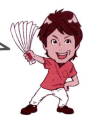

脳梗塞は脳圧が上がり、血圧が高くなります。大動脈解離も高血圧のことが多いですが、25％は血圧が100mmHg以下になります。ショック＋片麻痺なら、必ず大動脈解離を考えましょう。

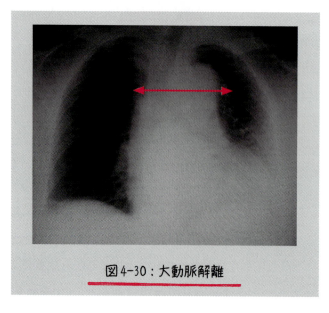

図4-30：大動脈解離

⑥ 4 killer chest pain その 4-1：特発性食道破裂

○「暴飲暴食後の嘔吐・排便＋胸痛」は特発性食道破裂の疑いあり！

　さあ、次の症例に行きますよ。「あぁ、困った酔っぱらい！」のケースです。

　44歳男性、急性アルコール中毒の常連です。いつものように大酒を飲んで救急搬送されてきました。この人のように、いつもアルコール中毒で来る人がいますね。

　来院後、嘔吐を繰り返していました。すると突然、いつもと違う胸痛を訴えました。顔面蒼白、冷汗著明です。すぐに当直の研修医に連絡しましたが、研修医も困り果てています。「一体この患者、どうなったの？」という状況です（図4-31）。

- 44歳男性、急性アルコール中毒の常連。
- いつものように大酒を飲んで救急搬送。
- 来院後、嘔吐を繰り返していた。すると突然胸痛を訴えた。
- 顔面蒼白で、冷汗著明。
- すぐに、当直の研修医に連絡。研修医も困り果てています。なんで？　どうしたの？

図4-31：あぁ、困った酔っぱらい！

　あなたなら図4-32のどれをしますか？　はい、どうぞ。

> 1. 酔っぱらいの言うことなんて信じてはいけない。無視する
> 2. 経過観察入院にする
> 3. 胸部X線撮影をするように研修医にアドバイスする（何気なく……）
> 4. バイタルサインを測定する
>
> 図4-32：Q.あなたならどうする？

　答えは「X線を撮る」と「バイタルサインを測定する」の2つです。
　この患者さんのような「暴飲暴食後の嘔吐・排便＋胸痛」は、特発性食道破裂を考えます（図4-33）。この病気には、胸部X線が役に立ちます。縦隔気腫、胸水、皮下気腫などが胸部X線に写ってきます。特発性食道破裂は外科の病気ですから、外科のドクターに連絡を入れましょう。

> ❖ 暴飲暴食後の嘔吐・排便＋胸痛は特発性食道破裂を考えよ!!
> ❖ 胸部X線が有用
> 　縦隔気腫、胸水、皮下気腫などを認める
> ❖ 外科ドクターコール
>
> 図4-33：特発性食道破裂

◯ 特発性食道破裂の大きな原因は飲酒

　次の患者さんです（図4-34）。44歳男性。左胸部痛、呼吸困難の症状が見られます。夏祭りでおみこしを担いでいるときに嘔吐し、その直後

に左胸部の激痛が出現。30分後に救命センターに入室しました。

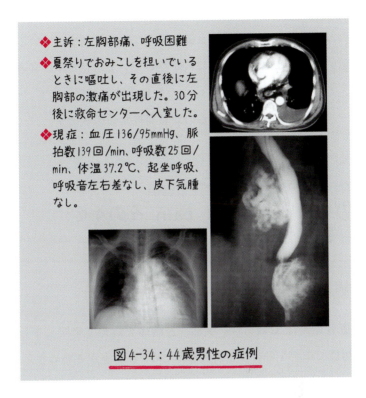

図4-34：44歳男性の症例

　夏祭り、おみこし。血圧136/95mmHg、脈拍数139回/min、呼吸数25回/min。呼吸が速い。ショック指数も1ぐらい。体温は37.2℃。起坐呼吸し、座ったままで「うー、苦しい、痛い」と言っています。呼吸音の左右差はありません。皮下気腫も見られません。

　X線を撮ったら胸水がありました。「あれ？　この胸水は何？」と思って胸腔ドレーンを入れたら、ビールが出てきた。びっくりしましたけど、「あなたは何を飲みましたか」と聞きます。「アサヒスーパードライを飲みました」という答えです。「そうですか。おみこしを担ぐ前にアサヒスーパードライを飲んだんですね」。だから、ビールが出てきたわけですね。

CTを撮りました。その写真が図4-34の右上。胸水が溜まっているのがわかりますね。たぶんこれは、ビールですね。

　右下の写真を見てください。食道の周りに空気が溜まっているのがわかると思います。これは、食道に穴が空いている所見です。食道を造影したら、たくさん漏れる。こういうのを食道破裂と言います。そして、アルコールの暴飲暴食後に起こるのが特発性食道破裂です。

> 4時間目　胸が悪いの？　～胸痛、呼吸困難など～
>
> ⑦ 4 killer chest pain その4-2:
> 　　緊張性気胸

○ 胸部X線には写りにくい気胸がある

　次の患者さんは22歳男性。突然、左胸痛を訴えて来院しました。痩せ型の男性でモデルのような顔立ちのため、救急室がざわめき立ちます。患者の呼吸音は左がやや弱く皮下気腫があります。しかし、血圧120/60mmHg、心拍数65回/min、呼吸数18回/min、SpO₂ 97％と、バイタルサインは全然問題がありません。気胸の疑いで胸部X線を撮りましたが、これも正常でした（図4-35）。

　どうして気胸がないのでしょう？　図4-36の選択肢から手を挙げて答えてください。はい、どうぞ。

- ◆ 22歳男性、突然の左胸痛を主訴に来院。痩せ型男性、モデルのような顔立ち。救急室がざわめき立つ。
- ◆ 呼吸音は左がやや弱い、皮下気腫あり。
- ◆ 血圧 120/60mmHg、心拍数 65回/min、呼吸数 18回/min、SpO_2 97％（room air）
- ◆ 気胸を疑い胸部X線正面を撮ったが正常。

図4-35：若いイケメンが来たら……

1. 当直医が見落とした
2. 胸部X線ではわからない気胸だった
3. 本当は気胸ではなかった

図4-36：Q.なんで気胸はないの？

　問題が簡単ですみませんね。手を挙げることに意味がありますので勘弁してください。眠たくなる時間ですもんね。答えは、「胸部X線ではわからない気胸だった」です。

　普通、気胸というのは、上下方向に肺がしぼみます。X線は体の前から当てるので、このタイプの気胸は影が写ってすごくわかりやすいです。
　ところが、前後方向、つまりお腹と背中の両側から押されたようにしぼむタイプの気胸はX線に写りにくい。体の横からX線を当てると影が写るんですが、前からだと非常にわかりにくいんです。こういう気胸にはCTが有効です。

◯ ショックを引き起こす緊張性気胸

　普通の気胸は、ただ呼吸が苦しいです。図4-37で言えば、矢印で示している辺りが気胸です。ところが緊張性気胸は縦隔が押されて、ショック症状になります。名前は似ているけど全然違います。普通の気胸も進行すると、緊張性気胸になることがあります。緊張性気胸なら必ずすごいショックとSpO_2低下を認めます。

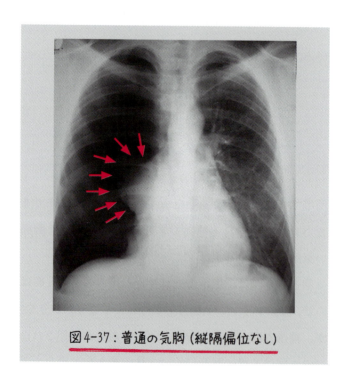

図4-37：普通の気胸（縦隔偏位なし）

◯ 気胸を疑ったらCTも活用する

　X線を見る限りは全然問題ないケースもあります。でもCT（図4-38）

を撮ってみたら、線で囲んだところに気胸があって、肺がしぼんでいるところがあった。X線では確かに端っこまで肺が膨らんでいたんですよ。つまり、X線だけでは見落とすことがあるんです。

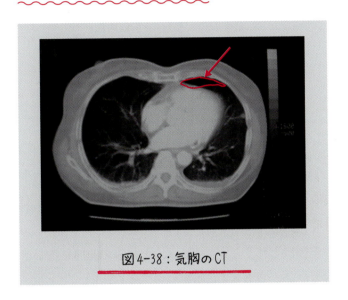

図4-38：気胸のCT

⑧胸痛をおさらい！　トリアージクイズ

○第1問：「胸痛＋冷汗」のトリアージは？

　ここからは、トリアージクイズで胸の痛みをおさらいしていきましょう。

　まずは第1問。「胸痛＋呼吸不全、ショック」が見られたら、これは緊急です。では、「胸痛＋冷や汗」だけだったら、「緊急、準緊急、非緊

急」のどれでしょうか？　はい、どうぞ（図4-39）。

> 胸痛＋呼吸不全、ショック→緊急。
> では胸痛＋冷や汗では？
> 1. 蘇生（即）／緊急（15分以内）
> 2. 準～低緊急（60分以内）
> 3. 非緊急（外来でよい）
>
> 　　図4-39：第1問

　答えは「胸痛＋冷汗だったら緊急」です。冷汗は非常に大事ですね。

○第2問： 痛みの範囲 指先でピンポイントで説明する患者のトリアージは？

　「痛みの範囲はどれくらいですか？」と痛みの範囲を指し示してもらいます。そのとき、患者さんは指先でピンポイントに「この辺り」と言っています。これは、「緊急、準緊急、非緊急」のどれでしょうか？　はい、どうぞ（図4-40）。

> 痛みの範囲はどのくらいか
> （自分で指し示してもらう）
> →指先で「この辺です」
> 1. 蘇生（即）／緊急（15分以内）
> 2. 準～低緊急（60分以内）
> 3. 非緊急（外来でよい）
>
> 　　図4-40：第2問

4時間目　胸が悪いの？　〜胸痛、呼吸困難など〜

　指先でピンポイントに「ここ！」と言うときは、心臓病の可能性はかなり低いです。ですから「準緊急」でいいです。しかし、一応、胸痛ですから心臓病だと困るので、特にすごく急いで診るというわけではないですが、なるべく早く診ます。

○第3問：痛みの範囲　手のひらや握りこぶしで説明する患者のトリアージは？

　「痛みの範囲はどれくらいですか」と同じように聞くと、「うーん、ここかな」とパーまたはグーくらいの範囲で答えました。さあ、このときの緊急の度合いは、「緊急、準緊急、非緊急」のどれでしょうか。はい、どうぞ（図4-41）。

痛みの範囲はどのくらいか
（自分で指し示してもらう）
→手のひらで、握りこぶしで「この辺です」
1. 蘇生（即）／緊急（15分以内）
2. 準〜低緊急（60分以内）
3. 非緊急（外来でよい）

図4-41：第3問

　答えは「パーとグーのときは緊急」です。これは危ないです。
　これはまさに心筋梗塞や急性冠症候群、大動脈解離、肺塞栓、食道破裂といった危ない病気のサインです。

○第4問：痛みの性質　圧迫感を訴える患者のトリアージは？

　「痛みの性質はどんな感じですか？」と聞いて、「押さえつけられるよ

うな圧迫感です」という答えです。これは、「緊急、準緊急、非緊急」のどれでしょうか。はい、どうぞ（**図4-42**）。

> 痛みの性質はどんな感じか
> →押さえつけられるような感じ、圧迫感
>
> 1. 蘇生（即）／緊急（15分以内）
> 2. 準～低緊急（60分以内）
> 3. 非緊急（外来でよい）
>
> 図4-42：第4問

この答えはやはり、「緊急」ですね。

○第5問： 痛みの性質 刺すような痛みを訴える患者のトリアージは？

「どんな感じですか」と聞いて「チクチクするような、刺すような痛みなんですよ。呼吸で痛くなったり、弱くなったりします」という答えが返ってきました。これはどうしましょう？（**図4-43**）

> 「刺すような感じ、呼吸で痛む感じ」
>
> 1. 蘇生（即）／緊急（15分以内）
> 2. 準～低緊急（60分以内）
> 3. 非緊急（外来でよい）
>
> 図4-43：第5問

答えは、「準緊急」です。チクチクは肺炎や気胸などでみられる痛みであって、4 killer chest painでみられることは少ないです。だけど胸

痛ですからあなどれませんので、なるべく早く診ます。

〇 第6問：胸焼けを訴える患者のトリアージは？

昨日、アサヒスーパードライを3本飲んだ人が「腹部を圧迫すると胸焼けするんです」と言っています。さあ、昨日の夜、ビールを3本飲んだ胸焼けの人は、「緊急、準緊急、非緊急」のどれでしょうか？　はい、どうぞ（図4-44）。

> 「腹部を圧迫すると胸焼け」
> 1. 蘇生（即）／緊急（15分以内）
> 2. 準〜低緊急（60分以内）
> 3. 非緊急（外来でよい）
>
> 図4-44：第6問

答えは「非緊急」です。飲んだ次の日は具合が悪くなりますよね。これは単なる飲みすぎですね。しかし、危ないのは暴飲暴食後の胸痛です。これは危ないですね。もっとも、アサヒスーパードライ3本は多いかもわかりませんけどね。

まとめ

まとめです。胸痛の中でも見落としてはいけないのが4 killer chest

pain。急性冠症候群の疑いがあるときはMONAで対処。肺塞栓はリスクファクターと下腿の腫脹を確認します。大動脈解離は血圧上肢左右差で見つけ出しましょう。特発性食道破裂は飲酒後の嘔吐・胸痛で判断します。

5時間目

お腹が悪いの？
～腹痛、吐血、下血、嘔吐、下痢など～

八戸市立市民病院
今 明秀

5時間目　お腹が悪いの？　〜腹痛、吐血、下血、嘔吐、下痢など〜

はじめに　腹痛をみるときのポイント

それでは講義を始めます。今度は腹痛のお話ですね。

さて、今からお話しするのは腹痛をみる際のポイントについてです。ポイントは次の5つです（図5-1）。

①腹痛をみたら、腸が痛いか、腹膜が痛いかを区別する
②腹膜が痛かったら5大疾患の急性虫垂炎、胆嚢炎、腸閉塞、消化管穿孔腹膜炎、膵炎を考える
③急性虫垂炎は、右下腹部に圧痛がないこともある
④パンツを下げないと大腿ヘルニアを見逃すことがある
⑤デクビタス撮影でfree air（フリーエア）を見つける

> ❖ 腹痛をみたら、腸が痛いか腹膜が痛いか区別する
> ❖ 腹膜が痛かったら5大疾患の急性虫垂炎、胆嚢炎、腸閉塞、消化管穿孔腹膜炎、膵炎を考える
> ❖ 急性虫垂炎は右下腹部に圧痛がないこともある
> ❖ パンツを下げないと大腿ヘルニアを見逃す
> ❖ "デクビタス"撮影でフリーエアを見つける
>
> 図5-1：腹痛をみるときのポイント

これら5つのポイントについて、今からお話をしていきます。

ケーススタディ ある研修医と指導医の物語① 〜研修医の処置・指導医の考え〜

○研修医の処置

こんなケースを例にしながら見ていきましょう（図5-2）。

患者さんは腹痛を訴える50歳男性。内科当直の研修医が対応しました。研修医は問診後、身体所見をとり、血液検査と腹部X線撮影を行いました。その結果を見て、指導医に次のように連絡しました。

研修医：喫煙習慣のある50歳の男性が、心窩部痛を訴えて受診しました。急性冠症候群を否定するために心電図検査を行いました。腹痛は

❖ 内科当直の研修医は、問診後、身体所見をとり、血液検査と腹部X線撮影を実施
❖ 結果を見てから指導医に連絡した
・喫煙習慣のある50歳の男性
・心窩部痛を訴えて受診
・急性冠症候群を否定するために心電図検査
・腹痛は昨夜から続いています
・発熱を認めますが、バイタルサインは良好です
・腹部は硬い印象、筋性防御はありません
・腹部X線では、フリーエアはありません
・白血球増多
・急性胃腸炎と思いました
・ソリタ®T3を500mL輸液します
・ブスコパン®、プリンペラン®

図5-2：腹痛を訴える50歳男性

昨夜から続いています。発熱を認めますが、バイタルサインは良好です。腹部は硬い印象で、筋性防御なし。腹部X線ではフリーエアはありませんでした。白血球増多はあります。急性胃腸炎と思い、ソリタ®T3を点滴して、ブスコパン®とプリンペラン®も使いました。

◯ 指導医の考え

　指導医の考えです（**図5-3**）。
　心窩部痛は急性冠症候群の可能性があるので、まず12誘導心電図を行います。ただ、腹痛の痛みと性状から、腹膜の痛みだと考えられます。筋性防御があるようなら、5大疾患を疑います。圧痛が強ければルートを確保し採血をしましょう。さらに、ベッドサイドでの超音波検査、臥位と立位の腹部X線検査、立位の胸部X線検査が必要で、デクビタス撮影を追加します。

> ◆急性冠症候群のリスクファクター
> 　→12誘導心電図
> ◆腹痛の性状→腹膜の痛み
> ◆筋性防御→5大疾患
> ◆圧痛が強い→ルート確保、採血
> ◆ベッドサイドでの超音波検査
> ◆腹部X線、立位の胸部X線、"デクビタス"撮影
>
> 図5-3：指導医の思考①

　脱水の程度を推測する必要もあります。もし脱水が存在すれば、初期輸液はリンゲルを行います。画像診断の結果が正常であるなら、もう一度、急性虫垂炎の所見がないかを確認しましょう。そして、腸の痛みか、

腹膜炎の痛みかを確認するために、もう一度病歴を聞き直します（図5-4）。

- ◆脱水の程度を推測
- ◆脱水→初期輸液はリンゲル液
- ◆画像診断が正常
  →急性虫垂炎の所見がないか
   腸の痛みか腹膜痛か
   もう一度病歴

図5-4：指導医の思考②

5時間目　お腹が悪いの？　〜腹痛、吐血、下血、嘔吐、下痢など〜

①腹痛に対する初療のアプローチ

○心窩部痛の有無を確認し、胸部症状と考えた行動を！

　腹痛に対する初療のアプローチは、胸と腹の間の痛みである心窩部痛の有無の確認です。この痛みがあれば、腹部疾患と胸部疾患の両方の可能性があります。

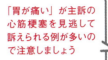
「胃が痛い」が主訴の心筋梗塞を見逃して訴えられる例が多いので注意しましょう

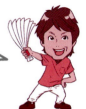

　両方の可能性があったとき、最初に考えるのは、胸部、心臓に問題がないかです。すなわち、心窩部痛のあるすべての患者は、胸部症状と考えて行動するのです。つまり、来院10分以内にバイタルサイン、SpO$_2$、O$_2$、IV、モニター、採血、

12誘導心電図を行います。そして、30分以内には胸部X線を撮ります（図5-5）。

> ❖ 心窩部は腹と胸の境界で、心窩部痛には腹部疾患と胸部疾患の両方の可能性があります。中でも急性冠症候群は有名です
> ❖ 胸部症状があるすべての患者へ来院10分以内に
>   バイタルサイン、SpO$_2$、O$_2$投与、
>   IVライン、モニター、採血、
>   12誘導心電図
> ❖ 来院30分以内に胸部X線写真を撮ります
>
> 図5-5：胸痛に対する初療でのアプローチ

○胸部症状があったら『さるも聴診器』

ここで問題です。胸部症状があるすべての患者に対して、来院10分以内に行うことは次の3つのどれでしょうか。
1. ガス分析
2. 胸部X線
3. 12誘導心電図

答えは、すでに説明しましたが、12誘導心電図です（図5-6）。

繰り返しになりますが、バイタルサイン、SpO$_2$、O$_2$、IV、モニター、採血、12誘導心電図は10分以内。そして30分以内に胸部X線ですね。つまり、胸部症状があったら『さるも聴診器』です（図5-7）。酸素、ルート確保、モニター、超音波、心電図12誘導、そして胸部X線を行います。

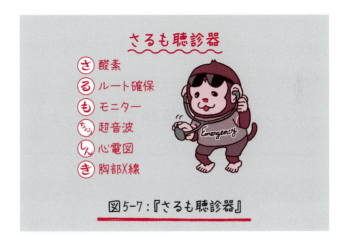

図5-6：胸痛があるすべての患者にすること

図5-7：『さるも聴診器』

◯ 心電図は2回目を忘れずに！

　先ほども説明しましたが、心窩部痛は胸部症状だととらえて行動します。ですから、心電図12誘導をとって問題が認められなかった場合、時間を置いてもう1回、心電図12誘導をとります。
　この「時間を置いて」がいつかというと、「腹部疾患をみると問題ない。胸部疾患をみると問題ない。1回目の心電図もやはり問題ない。そうしたらもう一度腹部をみる。やはり腹部も問題がないようだ。だから、やはり胸部かな」と思ったときです。このときに2回目の心電図をとり、

同時に、トロポニン検査も行います（図5-8）。

> ❖ 時間を置いてもう一度心電図検査を行います
> ❖ 腹部疾患に、もし決め手がなければ二度目の心電図と一緒にトロポニン検査を行います
>
> 図5-8：心窩部痛に二度の心電図

> 5時間目　お腹が悪いの？　～腹痛、吐血、下血、嘔吐、下痢など～

キーポイント　痛みの種類を理解しよう

　先ほどの50歳男性を思い出してみましょう。この患者さんの腹痛には、どういう特徴がありましたか？　昨夜から続いている持続痛でしたね。持続痛のときは何が原因と考えますか？

　ここで、少し話はそれますが、持続痛ではない間歇痛や発作痛について考えておきます。間歇痛や発作痛は内臓痛と言われ、平滑筋の過伸展や痙攣収縮などが原因で起こります。これらは石や消化管の問題です。

　例えば、「あー、腹が痛い。うー、痛い。トイレ、トイレ」と言っている患者さんがいるとします。ところがこの患者さんはしばらくすると、「あー、少し良くなったから、コーヒーでも飲もうかな。コーヒー持ってきたよ」と言ったりするんです。痛みはというと、ど

> 腸閉塞や便秘の痛みは、波があって、ゼロになります。だから途中でトイレまでダッシュできますよね

うやら治まっている様子です。でもまたしばらくすると、「あー、また痛くなってきた、また痛くなった。またトイレだ」と言い出します。このように、下痢のときに起こるクチュクチュッという痛みが間歇痛です。

尿管結石の既往がある患者さんは、「腹が痛い。背中も痛い。脂汗が出てる。冷や汗が出る」と訴えながら、かなり痛がって苦しみます。ところが、その患者さんに「診察室に早く入ってください」と声をかけたころには、「うー、ちょっと良くなりました」と言うことがある。これは、ウーッというような強い痛みが訪れたり、それが消えたりという、尿管結石に特有の症状です。この、痛みが訪れたり消えたりというのも間歇痛です。

尿管結石の痛みは波がありますが、完全に痛みがゼロにはならないのが特徴的です

石の痛みや、下痢の痛みのような痛みを「間歇痛」と言うのです。一方、昨夜から痛みが続いているような持続痛は、体性痛という言い方をします。そして、腹部の体性痛は腹膜炎です。ということは、昨夜から痛みが続いているこの患者さんの場合、腹膜炎と考えていいのです（図5-9）。

❖何を考えますか？
・持続性疼痛は体性痛で腹膜炎
・間欠的または発作性疼痛は内臓痛と言われ、平滑筋の過伸展や痙攣性収縮などが原因で、結石や消化管の問題があります

→昨夜から続いているのは体性痛と考えます

図5-9：腹痛の特徴は持続痛

> 5時間目 お腹が悪いの？ ～腹痛、吐血、下血、嘔吐、下痢など～

②筋性防御
～腹部理学所見のチェックポイント～

◯ 筋性防御が出る急性腹症は、手術適応となる可能性大

　ここからは、「腹部理学所見では何を診るべきか」について説明していきましょう。

　まず、腹部理学所見ではお腹を触って診ます。では、何を診るためにお腹を触るのでしょうか？　答えは、筋性防御の有無です。ここでさらに疑問が出てきますね。「筋性防御とは何？」という疑問です。

　筋性防御とは、腹膜炎など、手術適応となることが多い急性腹症に見られる所見です。例えば、患者さんとの間で次のようなやりとりが行われたら筋性防御だと考えられます。

看護師：お腹を触りますから力を抜いてくださいね。（お腹を触ろうとする）

患者：ウッ。（腹部に力が入る）

看護師：力を抜いてくださいよ。

患者：ウッ。

看護師：だから、力を抜いてください。

患者：自然に力が入ってしまうんです。

　このように、筋性防御ではお腹に自然に力が入り、無意識のうちに腹筋がクッと硬くなります。これは、お腹が患者さんの意思とは関係なく、「触るな！」と言っているのです。このように、腹膜の炎症によって不随意、すなわち患者さん本人が意識しないにもかかわらず、筋収縮で腹

5時間目　お腹が悪いの？　〜腹痛、吐血、下血、嘔吐、下痢など〜

筋が硬くなることを「筋性防御」と言います。

　筋性収縮のことを英語では、ディフェンスと言います。ディフェンスとは防御のことですね。バスケットの防御、アイスホッケーの防御、サッカーの防御と同じです。このような筋性防御は、繰り返しますが、手術が必要になることが多い急性腹症の所見です（**図5-10**）。

> ❖ 筋性防御は腹膜炎などの手術適応となることが多い急性腹症の所見です
> ・腹膜の炎症による不随意の筋収縮で腹筋が硬くなることを言います
> ・ディフェンス
>
> 図5-10：筋性防御とは？

③フリーエアとデクビタス撮影
〜消化管穿孔を見つけ出せ！〜

◯ 十二指腸潰瘍・胃潰瘍穿孔を教えてくれるフリーエア

　次にフリーエアについて説明します。日本語ではフリーエアのことを「腹腔内遊離ガス」と言います。立位の胸部X線を撮って、右の横隔膜のところに三日月というか半月というか、そのような形をした空気の塊が見えます。これがフリーエアです。

　フリーエアは消化管穿孔で生じます。具体的にはどんな病気のことかと言うと、主に十二指腸潰瘍や胃潰瘍穿孔です。

フリーエアは右側に見えます。左側には見えないのかというと、フリーエアが存在していても、はっきりと判別できません。なぜなら、左側には胃袋の空気が最初からあるから。X線を撮っても、フリーエアの空気か胃袋の空気かが区別できないのです。しかし、右側には肝臓があるから、本来ならば空気は存在しないはず。だから、立位の胸部X線を撮って、右側に空気があったらフリーエアだと考えることができるのです。

　なお、フリーエアは腹部X線撮影では見つけにくいです。特に寝たままの撮影だとよくわかりません。フリーエアは、立位の胸部X線撮影でこそ、はっきりと見つけることができるのです。

◯ 立位の胸部X線で見つける！

　図5-11の画像の患者さんは、私の病院で実習中の救急救命士です。この救急救命士とは、次のようなやりとりがありました。

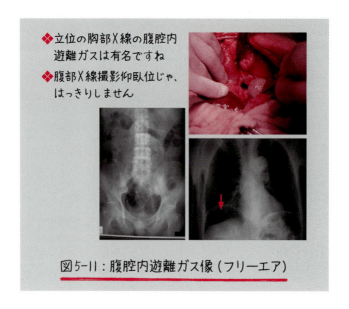

図5-11：腹腔内遊離ガス像（フリーエア）

5時間目　お腹が悪いの？　〜腹痛、吐血、下血、嘔吐、下痢など〜

私：おまえ、今日、調子が悪いのか？　顔色が悪いな。

患者：ちょっと腹が痛いんですよね。

私：そうか。どんな痛み？

患者：昨夜から持続痛です。

私：おまえ、持続痛といったら……。

患者：腹膜炎ですよね。

私：そうだよ。腹膜炎だよ。ちょっとお腹を見せてみろ。筋性防御が出ているよ。筋性防御の腹痛は何だ？

患者：腹膜炎です。フリーエアがあると思います。

私：よしよし。X線を撮ろう。どうやって撮るんだ？

患者：立位の胸部です。

　このようなやりとりを経て撮ったのが、ご覧の画像です。ちゃんとフリーエアがありました。さすがに救急救命士で、よくわかっていましたね。そのとき同時に撮った腹部X線では、多分、右側の横隔膜、つまり肝臓のところにフリーエアがあるのでしょうが、まったく判別することはできません。結局この救急救命士は、十二指腸に示指ぐらいの大きな穴が開いていました。そこで、それを縫う手術をして終わりました。

　後日談ですが、この救急救命士は手術の1週間後には再び研修に参加します。すごいですよね。私が「おまえ、早く治ったな」と聞くと「手術がうまかったので」と言っていましたが、問題はなんで穴が開いたかです。研修がきつかったのかなと今では思っています。

　最後のお話は余談でしたが、ということで、フリーエアは右の横隔膜、肝臓のところに見えます。腹部X線撮影ではわかりません。

◯ 立位の胸部X線が無理なときは、デクビタス撮影を！

では、患者さんが立てなくて、立位の胸部X線が撮れないときはどうすればいいのでしょうか。こういった場合には、CTを撮ります。

CTは情報量が多いのでフリーエアを見つけることができるのですが、被曝量やコストが大きいというデメリットもあります。よって、すべての腹痛をCTで調べるというわけにはいきません。そこで、「立位の胸部X線が撮れない。でもやっぱり立位で撮ったようなX線撮影の情報が欲しい」といったときには、左側臥位で腹部のX線を撮る「デクビタス撮影」を追加します。側臥位だと立てない人でも撮れます。普通、フリーエアは正面から見ると右の横隔膜のところにあります。それが、体の左を下にして寝ると、体の右側面に移動してくれるんです。これがX線に写るわけですね（図5-12）。

❖ CTは情報量が多いのですが、被曝量、コストが大きく、すべての腹痛に撮影するのは非現実的です
❖ 立位での情報が欲しいときは左側臥位で腹部X線を撮影する"デクビタス"撮影を追加します

図5-12："デクビタス"撮影

図5-13の画像がデクビタス撮影を行った写真。矢印の部分、すなわち体の右側面にフリーエアがありますね。こうやって見つけます。

5時間目　お腹が悪いの？　〜腹痛、吐血、下血、嘔吐、下痢など〜

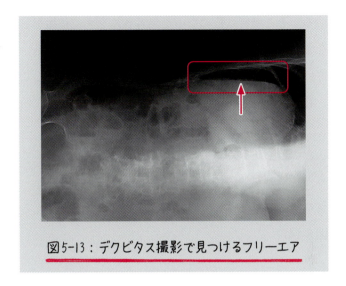

図5-13：デクビタス撮影で見つけるフリーエア

◎ デクビタス撮影に焦りは禁物

　では、デクビタス撮影を撮るときの注意点は、次の3つの中のどれでしょうか。

1. 左側臥位で5〜10分待つ
2. 左側臥位は特別な場合だけ
3. 左側臥位は、できるだけ短時間に

　はい、手を挙げてください。

　答えは「左側臥位で5〜10分待つ」です。

　デクビタス撮影をしても、穿孔例の15〜20％にフリーエアが認められないといわれています。これは、フリーエアの移動を待たずに撮影してしまった結果です。

　患者さんが「お腹が痛いんですよ」と言うので、デクビタス撮影を行うことにした。患者さんは「ウー、早く撮ってください。お願いします」

と訴えている。そこで側臥位になった患者さんをすぐに撮影した。こういうことをすると、フリーエアが写らないのです。そもそも、フリーエアは側臥位になることで体の正面から右側面へ移動する。ところが急いで撮ると、移動する前に撮ることになってしまうのです。だから写らない。

こういったことを防ぐために、救急室からストレッチャーでX線撮影室に向かうときに、左側臥位にして出発します。そして、5〜10分待ってから写真を撮る。そうすれば、ばっちりフリーエアが見えるX線が撮れます（**図5-14**）。

> ❖ 左側臥位で5〜10分待つ
> ・穿孔例の15〜20％は遊離ガスを認めないといわれています。これは遊離ガスの移動を待たずに撮影した結果によります
> ・救急室からストレッチャーでX線撮影室に向かうときに、左側臥位にして出発します
>
> 図5-14：デクビタス撮影の注意

5時間目　お腹が悪いの？　〜腹痛、吐血、下血、嘔吐、下痢など〜

コラム　忘れられないランドセルと靴

人の悪口ばかりは言えないもので、私にも悔しい思いをした症例があります。**図5-15**の写真に写っているランドセルと靴は小学生のものです。

5時間目　お腹が悪いの?　～腹痛、吐血、下血、嘔吐、下痢など～

　この小学生は、学校から帰るときにフォークリフトにひかれました。ショック状態で運ばれてきて、診ると腹部に大出血をしていました。状態が悪かったので、すぐ手術室に運んで、輸血をしながら開腹術を行いました。開腹したら、右の肝臓が砕けており、そこからブワーッと血が出ていました。そのときに治療方法として次の2つを考えました。1つはタオルでギュッと縮めてやる方法、もう1つは肝臓の右側を切除する方法です。肝臓の右側を切除する方法だと、たぶん2週間で退院できます。タオルでギュッと圧迫する方法だと、最悪の場合は退院まで2カ月かかる人もいます。そこで、私は子どもの将来のことを考えて、肝臓の右側を切除する方法を選びました。

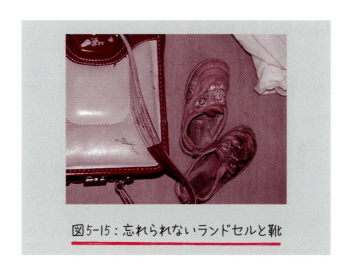

図5-15：忘れられないランドセルと靴

　そうして切除に取りかかったところ、術中に肝臓の後ろの下大静脈からブワーッと血が出てきて止まりませんでした。すぐに左開胸をして大動脈を閉鎖し、心臓マッサージを行い、一命を取り留めることはできましたが、植物状態になってしまいました。

手術が終わってから、その小学生のお父さんが、お母さんにものすごく怒っていたんです。「おまえがちゃんと見ていないからこうなった」って。そう言いながら、お母さんを蹴っていました。

　本当は、私の選択した手術方法がダメだったのかもしれません。適切な手術方法をちゃんとやっても救えなかった可能性もありますが、悔いが残る患者さんでした。私は、こういった例のサマリーをいつも机の横に貼っています。

> 5時間目　お腹が悪いの？　〜腹痛、吐血、下血、嘔吐、下痢など〜
>
> ケーススタディ　ある研修医と指導医の物語②
> 〜研修医は何を間違えた!?〜

◯本当に急性胃腸炎？

　さて、50歳で喫煙習慣があり、お腹の持続痛を訴えている患者さんに話を戻します。

　研修医は、この患者さんは風邪による腹痛・急性胃腸炎と思ったそうです。急性胃腸炎は腸の炎症による腹痛です。急性胃腸炎の症状は間歇的腹痛で、嘔吐や下痢といった症状が現れます。

　しかしこの患者さんには、下痢はありませんでした。それに、腹痛は昨夜から続いている持続痛です。持続痛というのは体性痛で、腹膜炎の痛みです。一方、急性胃腸炎だと間歇的腹痛なので、内臓痛です。研修医の診断は、入口からすでに間違っていたのです（図5-16）。

> 「急性胃腸炎と思いました」
> 　　……ほんとうですか？
>
> 50歳男性は、風邪による腹痛・急性胃腸炎？
> 急性胃腸炎は腸管の炎症による腹痛です。
> 症状は、間歇的腹痛、嘔吐、下痢。
>
> この症例では下痢はありませんでした。
> それに腹痛は持続痛で、体性痛です。
> 急性胃腸炎だと内臓痛ですね。
>
> 図5-16：本当に急性胃腸炎？

○脱水に用いるのはソリタ®T3？

　さて、研修医はこの患者さんに輸液として、ソリタ®T3を使いました。使った量は500mLです。では果たして、ソリタ®T3を500mL入れて、尿は出たのでしょうか？

　そもそも脱水の補正にソリタ®T3は使いません。リンゲル、ソルラクト®、ラクテック®、ヴィーン®F、もしくは生理食塩水を使います。NaClがたくさん入っている、塩辛い輸液を使うのです。対するソリタ®T3は甘いだけで塩が少ないので良くありません。もし、ソリタ®T3で脱水の補正をしようとすれば、生理食塩水の3倍の量が必要です。さらに、ソリタ®T3に入っているブドウ糖は、初期輸液としては必要のないものです。

　だから、脱水と思ってソリタ®T3を使うのは間違いです（図5-17）。

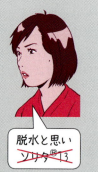

図5-17：ソリタ®T3？

○ ブスコパン®って何をする薬？

　研修医はブスコパン®も使ったと言っています。ブスコパン®とは鎮痙薬のことで、腸の痙攣を止める薬です。

　「うー、痛い、痛い、痛い、痛い。あー、痛いなー」という下痢の痛みは、腸の壁が痙攣して起きています。このときに、ブスコパン®を注射すると痙攣が治ります。これがブスコパン®の使用方法です。

　だけど、ブスコパン®は腸の痙攣の痛みに効くのであって、腹膜炎の痛みには効きません。さらに脱水状態の患者さんにブスコパン®を使うと、逆に、心臓の冠動脈が狭窄を起こします。そして狭心症、心筋梗塞を起こすので危険です（図5-18）。

5時間目　お腹が悪いの？　～腹痛、吐血、下血、嘔吐、下痢など～

> 鎮痛薬の投与は大切です。
> ブスコパン®は効きましたか？

> 効果ありませんでした。
> 腸管蠕動の疼痛でないから？

❖ 鎮痙薬のブスコパン®は
　腹膜炎の痛みには効きません
❖ 脱水状態でブスコパン®を使うと、冠動脈狭窄を引
　き起こすことがあります

図5-18：ブスコパン®？

◎プリンペラン®って何をする薬？

　さらに、プリンペラン®も使ったと言っています。プリンペラン®とは、吐き気止めの薬です。

　「あー、今日は飲みすぎちゃったな。吐き気がして、むかつく」というときにプリンペラン®を使うと、腸が動きだします。そのため、プリンペラン®を入れたら、つっかえがなくなったようなすっきりとした気分になります。つまり、プリンペラン®は腸の蠕動を進める効果のある薬なのです。

　このプリンペラン®を、腸の動きを止めるブスコパン®と一緒に使うと腸は「動くの？　動かないの？　どうするの？」とすごく混乱します。腸が大混乱に陥ると何が起きるかというと、本来の効果は何も出ず、副作用だけが残ります。

　例えば、ブスコパン®の副作用としては心臓の冠動脈の狭窄や尿閉が起こります。おじいちゃんにブスコパン®を打つと、前立腺のところで

尿道が狭くなって尿閉になります。また、緑内障が悪化します。プリンペラン®の副作用としては、錐体外路症状と言って、神経内科の患者さんのような訳のわからない、得体の知れない行動が現れてきます。このような副作用が出るので、使うならどちらか1つだけにします。両方を使うということはないのです。もっとも、この患者さんは持続痛ですから、ブスコパン®は効きません（図5-19）。

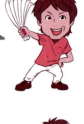

ブスコパン®は緑内障や前立腺肥大の患者さんには禁忌です

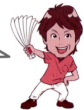

プリンペラン®はワンショットで注射すると錐体外路症状が出ることがあるので、ゆっくり静注してください

❖ 吐き気止めです。
　ブスコパン®とプリンペラン®を一緒に使うと腸管は止まったり動いたりで、副作用が残るだけで何の解決にもなりません。

❖ 副作用はブスコパン®の尿閉や冠動脈狭窄、緑内障、プリンペラン®の錐体外路症状

図5-19：プリンペラン®？

5時間目　お腹が悪いの？　～腹痛、吐血、下血、嘔吐、下痢など～

④急性腹症で考えるべき5大疾患
　〜胆嚢炎を詳しく知る！〜

○5大疾患の見つけ方

　筋性防御があったら急性腹症です。持続痛があったら腹膜炎で、急性腹症です。この患者さんは持続痛です。このように持続痛のある患者さんのときに何を考えるかというと、次の5つを考えます。それは、急性虫垂炎、胆嚢炎、腸閉塞、消化管穿孔腹膜炎、膵炎。これら5つの病気を考えるのです。

　まず虫垂炎ですが、当たり前ですが、右の下腹部の圧痛ですよね。虫垂炎は、下腹部に圧痛があることがすごく特徴的な病気です。

　腸閉塞と消化管穿孔腹膜炎はX線でわかります。腸閉塞だったら、X線を見てみると、小腸にガスの影がたくさん出てきます。消化管穿孔腹膜炎だったら、先ほど説明したようにフリーエアがあります。だから、この2つはX線で見つけられるんですね。

　話は戻りますが、虫垂炎は触って見つけます。じゃあ、膵炎はどうやって見つけるかというと、血液検査と尿の検査でアミラーゼを見ます。それと、CTで見つけます（図5-20）。

❖急性虫垂炎
❖胆嚢炎
❖腸閉塞
❖消化管穿孔腹膜炎
❖膵炎

図5-20：急性腹症で多い疾患5つ

○胆嚢炎の見つけ方①：超音波検査

では、胆嚢炎はどうやって見つけますか？　胆嚢炎の腹部所見はどんなものがありますか？

胆嚢炎や胆石が疑われる場合、すべての症例に対してまずは超音波検

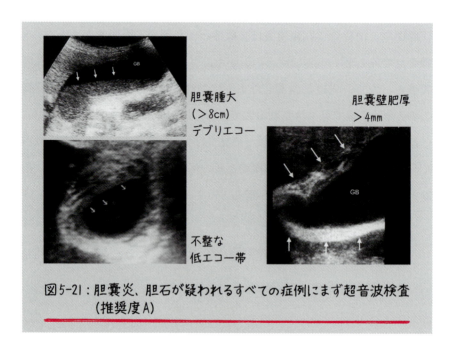

図5-21：胆嚢炎、胆石が疑われるすべての症例にまず超音波検査
　　　　（推奨度A）

査（推奨度Ａ：急性胆管炎・胆嚢炎診療ガイドライン2013）を行います。超音波検査で「胆嚢が腫れているか」「胆嚢の中にデブリという砂が溜まっているか」「胆嚢の壁が腫れているか」などを調べて胆嚢炎を見つけます（図5-21）。

胆嚢炎の見つけ方②：エコー・マーフィーサイン

　もっとわかりやすい方法として、胆嚢炎の70％に見られる「エコー・マーフィーサイン」を探すという方法があります。

　どういう方法かというと、まず、エコーで胆嚢を見つけて、深呼吸させながら、見つけたその胆嚢に圧迫を加えます。胆嚢に圧力が加わったところで、患者さんは痛がります。これがエコー・マーフィーサインです。ですから、「胆嚢が腫れてるのかな？」と、ちょっと微妙なときは、患者さんに「深呼吸してください」と言いながら胆嚢を圧迫するんです。「痛いです」と患者さんが言ったら、もう1回同じことをやってみます。再度、「痛いです」と患者さんが言ったら、それはエコー・マーフィーサイン。70％の確率で、胆嚢炎だとわかります（図5-22）。

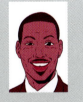

❖エコーで胆嚢を見つけて、深呼吸させながら右季肋部に圧迫を加えると、胆嚢に圧力が加わったところで痛がる

❖約70％に認められます

図5-22：エコー・マーフィーサイン

　では、ナースはどうすればいいのでしょうか？　エコー・マーフィー

サインを知らない医師がエコーをやっていたら、「胆嚢が腫れているかもしれないですね。押してください」と言って医師に押してもらうんです。そうして患者さんが痛がれば「先生、エコー・マーフィーサイン陽性ですよ」と指摘しましょう。こうすることで胆嚢炎の70％を見つけることができます。胆嚢の画像を見て、腫れているとか、壁の肥厚だとか、砂があるということだけではなくて、エコーで胆嚢を押してみる方法は、非常にわかりやすい検査です。

○ 胆石疝痛とは？

　電子カルテで書いても、なかなか変換しない難しい漢字に「疝痛」という言葉があります。看護学校の教科書にも載っている疝痛とは、どんなときに出る、どんな痛みなのでしょうか。

　内臓痛を疝痛とも言いますね。周期的に来る間欠的な痛みを疝痛と言います。尿管結石で痛くなって、それが間欠的に来るのが尿管疝痛です。下痢で腹が間欠的に痛むのが腸の疝痛です。

　では、胆石疝痛とは何でしょうか？　他の疝痛と、どう違うのでしょうか？

　胆石の痛みは、小さな胆石が胆嚢管とか総胆管を通過するときに引き起こされます。しかし、この痛みは持続痛です。なぜなら、胆嚢には筋肉がないからです。胆管にも筋肉はありません。

　持続痛と対をなす間欠的な痛みは、筋肉の痙攣で起こります。腸の疝痛は腸の筋肉の痙攣です。ところで焼き肉屋でホルモンを食べますが、あれは腸の筋肉です。しかし、焼き肉屋で胆嚢は食べません。胆嚢には筋肉がなく皮1枚ですから、食べたくても食べられません。だからホルモンとして出てこないのです。

話を戻しましょう。痙攣は筋肉で起きて、筋肉があるところで起きる痛みが間歇痛です。一方、胆嚢には筋肉がないので間歇痛にはなりません。だから胆嚢炎は持続痛です（図5-23）。

> ❖ 内臓痛を疝痛とも言います。
> ❖ 周期的に来る痙攣性の疼痛で、間欠期には痛みから解放されます。
> ❖ 尿管疝痛、腸疝痛が有名です。
>
> 胆石疝痛はこれらと違うのですか？
>
> 胆石の痛みは小さな胆石が胆嚢管、総胆管を通過しようとするときに引き起こされます。
> この痛みは持続的であり、発作性ではありません。

図5-23：胆石疝痛と尿管疝痛？

なぜ、胆嚢炎は夜に起こる？

　私たちは、日中は立位で生活しています。そして、胆嚢は肝臓のところにぶら下がっています。そのため、胆嚢の中にある胆石は、垂れ下がっている胆嚢の底部に沈んだ状態で日中は存在しています。

　ところが夜寝ると、縦に垂れ下がっていた胆嚢も横になるわけです。胆嚢が横になると、中に入っている石も胆嚢の出口の方に近づきやすくなります。普段、立っていると胆嚢の出口から遠いところに沈んでいるのですが、寝ると出口のところに近づきます。石が出口に近づいて、たまたま運悪く出口でふたをすると「痛ぇ。今、何時だよ。夜中だよ」と

いうことになります。胆石が出口にふたをして起こる痛みは、夜になって床に就いて胆嚢が水平になり、胆石が底から胆嚢管開口部へ移動したときに起こるのです。そのため、昼間の消化器内科の看護師さんは、胆石の痛みはあまりみたことがありません。ところが、夜、救急外来をやっている看護師さんは日常的に胆石の痛みをみています（図5-24）。

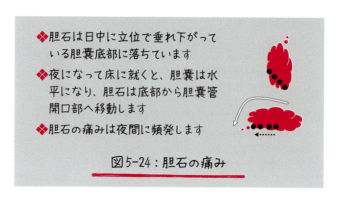

図5-24：胆石の痛み

　もし、次のようなやりとりを患者さんとしたら、胆石を頭に入れて行動します。

患者：もしもし。腹が痛いんです。

看護師：そうですか。いつから痛くなったんですか？

患者：寝ているときに突然なんです。午前2時ぐらいに突然痛みが来て起きました。今から病院へ行っていいですか？

看護師：午前2時に突然痛くなったんですね。寝ているときに痛くなったんですね。

患者：そうです。寝ているときに痛くなったんです。

看護師：寝る前はどうでした？

患者：何ともなかったです。

看護師：寝ていたら突然痛みが出たのですね。それは胆石です。すぐ来てくだ

さい。

このように、胆嚢炎は夜に起こります。

⑤急性腹症で考えるべき5大疾患 ～腸閉塞を詳しく知る！～

○腸閉塞の見つけ方①：X線で小腸のガスを探す

　腸閉塞について説明します。図5-25の写真でわかるように、小腸にガスがたくさんあります。鏡のように切れているので、これを「ニボー」といいます。ニボー（niveau）とは鏡面像という意味です。ニボーがあったら腸閉塞です。

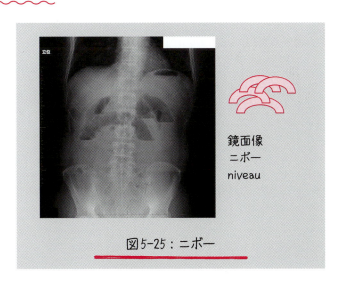

図5-25：ニボー

◯腸閉塞の見つけ方②：
　パンツを下ろしてヘルニアを探す

　もう1つ、もっと簡単にわかる方法があります。それは、ヘルニア、つまり脱腸を探す方法です。腸閉塞は、ヘルニアを原因とするものがかなり多いのです。腸閉塞の原因として一番多いのが、手術後の癒着です。2番目が大腸がんです。3番目がこのヘルニアです。

　ところで、大腿ヘルニアや鼠径ヘルニアを見るにはパンツを下ろさないといけません。だから「腹が痛いんです」という患者さんは、パンツを下ろしてヘルニア（脱腸）があるかないかを見ます。もしこれがあったら、「ヘルニアが引き起こした腸閉塞による痛みかな？」というふうに考えます（図5-26）。

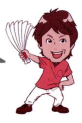

大腿ヘルニアや閉鎖孔ヘルニアは、痩せ型高齢女性に多いです。骨盤内の臓器が緩んで落ちてくるからですね
閉鎖孔ヘルニアはCTで探します。

❖ヘルニアによるものがかなり多いのです。見落とされやすいのが小さな大腿ヘルニアです。
❖パンツを下ろして診察する必要があります

図5-26：腸閉塞

⑥急性腹症で考えるべき5大疾患
～急性虫垂炎を詳しく知る！～

○ 初期の虫垂炎は漠然とした痛みしか示さない

次に急性虫垂炎について説明します。

虫垂炎の初期の痛みは内臓痛です。虫垂は盲腸の端にぶら下がっています。そして盲腸は大腸の一部ですから、虫垂も大腸の一部になります。そのため、虫垂が痛い患者さんは腸が痛いので間歇痛を訴えます。

腸は長いですから、虫垂が痛いとしても、患者さんはそのことをはっきりとは認識できません。「なんだか腸がすっきりしないんですよね」といった漠然とした訴えの患者さんが多いです。そこで、「どこが痛いんですか？」と聞いてみるのですが、「ここかな？ いや、こっちかな？」と漠然と広いところを指します。これが虫垂炎の最初の痛みである内臓痛で、局在がはっきりしない不快感です。

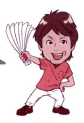

虫垂炎初期の内臓痛では心窩部や臍周囲が痛くなります。原因のはっきりしない胃痛の場合、「もし右下腹部が痛くなったら、すぐまた来てね」と助言してあげてください

虫垂炎は、虫垂に石が溜まったり、ねじれたり、粘膜が腫れたり、閉塞したりすることによって起こります。その後、そこに細菌感染を伴って炎症が起こると、それが腹膜に波及します。このころになると痛みは体性痛、つまり持続痛になります。

おさらいになりますが、虫垂炎の最初の痛みは腸の痛みで内臓痛です。それが細菌感染になると、腹膜炎になって持続痛になります。この段階でようやく、右の下腹部が痛いと言います。だから虫垂炎は、最初はわ

からないです（図5-27）。

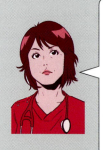

虫垂炎の初期疼痛は、内臓痛です。局在がはっきりしない不快感です。虫垂糞石、ねじれ、粘膜腫脹により虫垂内腔が閉塞することによって起こるものです。
その後、細菌感染を伴った炎症が起こり、腹膜へ波及します。このころには体性痛となり右腸骨部へ限局します。

図5-27：急性虫垂炎、はじめ内臓痛

○ ほとんどの虫垂炎はMcBurneyの圧痛で見つける

　虫垂炎を見つける方法で有名なのが、「右下腹部に圧痛があって、他になければ虫垂炎である可能性が高い」という見つけ方です。これを「McBurney（マックバーニー）」と言います。「ここは痛くないですか」と聞きながらお腹のいろいろな場所を触っていって、右下腹部を触ったときだけに痛みを訴えれば、それだけで虫垂炎を見つけられます。

虫垂炎の64%がMcBurney陽性です

　ただし、虫垂の位置が非典型的であれば、右下腹部に圧痛はありません。というのは、ひねくれている虫垂があって、常に虫垂が右下腹部にあるとは限らないのです。中にはいやらしい虫垂があって、体の後ろに隠れている虫垂があります。そういう人に「どうですか？」と聞いても、「別に痛くない」と答えられてしまいます。「本当に？」と聞いても、「別に」というそっけない答

えが返ってくるだけ。だって、虫垂が右下腹部にないんですから、右下腹部痛なんてありませんよね。

◯ 非典型の虫垂に注意！ 腸腰筋テストを忘れずに

　盲腸後部の虫垂や骨盤内虫垂のように、隠れている虫垂をどうやって見つけるかというと、足を持ち上げる「腸腰筋テスト」を行います。

　虫垂が盲腸後部や骨盤内に隠れているので、足を持ち上げるこのテストを行うと、それにつれて筋肉が動き、「あー、痛い」と患者さんは言います。「もう1回足を上げますよ」「痛いですか？　ははーん、虫垂が後ろに潜っていて、そこの急性虫垂炎ですね」という具合で虫垂炎を見つけることができます。このように、足を持ち上げて痛みの有無を確認するテストを腸腰筋テストと言います（**図5-28**）。

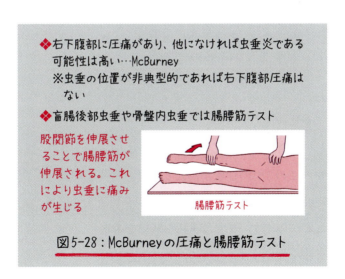

◆右下腹部に圧痛があり、他になければ虫垂炎である可能性は高い…McBurney
　※虫垂の位置が非典型的であれば右下腹部圧痛はない
◆盲腸後部虫垂や骨盤内虫垂では腸腰筋テスト

股関節を伸展させることで腸腰筋が伸展される。これにより虫垂に痛みが生じる

腸腰筋テスト

図5-28：McBurneyの圧痛と腸腰筋テスト

> 5時間目　お腹が悪いの？　〜腹痛、吐血、下血、嘔吐、下痢など〜

⑦その腹痛、本当に急性胃腸炎？

○急性胃腸炎が示す3つの症状

　次は急性胃腸炎です。まずは問題です。急性胃腸炎の症状を3つ言ってください。次の3つのうち、正しい組み合わせはどれでしょうか？（図5-29）

```
1. 腹痛、発熱、嘔吐
2. 腹痛、下痢、嘔吐
3. 腹痛、発熱、下痢
```

図5-29：Q.急性胃腸炎の症状3つとして正しい組み合わせは？

　はい、手を挙げてください。

　紛らわしい言葉がたくさん出ていますが、答えは2番の「腹痛、下痢、嘔吐」です。この3つの症状が出たときは急性胃腸炎です。ただし、この3つの症状を使って急性胃腸炎かどうかを判断するのは、重篤な病態が否定されてからです。まずは重篤な病態を否定し、その時点で初めて、この判断方法を用います。

　それから、急性胃腸炎は間欠的な痛みです。

○ 急性胃腸炎ではない。じゃあ、何を考える？ どんな行動をする？

先ほどの50歳男性の話に戻しましょう。

研修医が診た症例では下痢がありませんでした。また、重篤な病態も否定されていません。従って、実はこの患者さんは、急性胃腸炎ではないのです。

またこの患者さんは、体性痛で持続痛でした。この場合、腹部触診で筋性防御をしっかりと見ます。持続痛で筋性防御があったら、5大疾患について考えるんでしたよね。つまり、5大疾患の急性虫垂炎から順番に見ていくのです。

それから、腸腰筋テストもやってください。パンツを下げて鼠径部を見ることも忘れないでください。ヘルニアによる腸閉塞かどうかすぐにわかりますからね。デクビタスのＸ線を撮って、フリーエアを見る必要もありますね。超音波もやってください。これは胆嚢炎を見つけるためにです。そしてエコー・マーフィーサインもやりましょう（図5-30）。

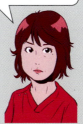

この症例は下痢がありません。急性胃腸炎ではないですね。重篤な病態が否定されていません。

・**体性痛**の認識
・腹部触診で**筋性防御**の見直し
・虫垂炎の**右下腹部**の慎重な触診と**腸腰筋**テスト
・**パンツを下ろして鼠径部を**
・フリーエアの"**デクビタス**"
・胆嚢炎を見つける**超音波**検査

図5-30：急性胃腸炎ではない

5時間目　お腹が悪いの？　～腹痛、吐血、下血、嘔吐、下痢など～

⑧脱水・内視鏡

○ 脱水の見分け方
　～ツルゴール低下をマスターしよう

　脱水について考えていきましょう。

　脱水は、その程度を診ることが大切です。その上で、点滴は必要か、必要ならばどれぐらいの量が必要なのか、どれぐらいのスピードで行うのか、と考えていきます。これらが脱水の程度によって変わります。だから程度を診るのです。

　脱水の身体所見としては、口腔粘膜や舌の乾燥、ツルゴール低下などがあります。ツルゴール低下は、腋の下の皮膚をつまむことで判断します。脱水していない普通のみずみずしい肌の人の皮膚は、つまんで放すと、すぐにぺたんと平たくなります。しかし脱水があると、皮膚をつまんで放したときに、そのまま引っ張られた状態で皮膚がとんがったままになります。これがツルゴール低下と言って、脱水の所見です。

　眼球陥凹、つまり目がへこんでいたらそれも脱水の症状です。あと、脱水を判断する方法として一番わかりやすいのは体重測定ですね（図5-31）。

　逆に湿潤した口腔粘膜・舌は脱水がないという所見になります。

> ❖ 脱水の身体所見：口腔粘膜や舌の乾燥、皮膚乾燥、ツルゴール低下（皮膚弾力性低下）、眼窩陥凹
> ・成人のツルゴール低下は腋窩の皮膚の乾燥と弾力低下を見ます。脱水症の良い指標となります
> ・湿潤した口腔粘膜は脱水を否定
> ・体重測定
>
> 図5-31：脱水の程度

○ 内視鏡の必要性は危険因子の点数で判断

　さて、また別の患者さんを例にしながら考えてみます。

　心不全で通院中の80歳男性の患者さんが吐血しました。しかし、受診時には吐血は治まっています。バイタルサインも安定しています。この患者さんに内視鏡をしようと思いますが、図5-32のどれが正しいですか？

> 心不全で通院中の80歳男性が吐血した。受診時は吐血は治まっている。バイタルサインは安定している。入院して明日内視鏡
> 　　1. いや、すぐに内視鏡
> 　　2. 内視鏡は心臓に危険
> 　　3. 明日、内視鏡
>
> 図5-32：Q.血を吐いたんです……どれが正しい？

　はい、どれでしょうか？　答えは「すぐに内視鏡」です。では、どういうときにすぐに内視鏡をするのでしょうか。

すぐに内視鏡をすべきかどうかは、「年齢、ショック、合併症・併存疾患」を点数化して判断します（図5-33）。例えば、80歳以上の高齢者であれば2点、血圧低下のショックがあれば2点、心不全の合併症があれば2点といった具合に、それぞれの危険因子に点数をつけて合計点数で判断するわけです。

危険因子	0点	1点	2点	3点
年齢	60歳未満	60～79歳	80歳以上	
ショック	正常	頻脈	血圧低下	
併存疾患			心不全	腎不全 肝不全

合計点数	1	2	3	4	5	6	7
死亡率	0%	3%	6.1%	21%	35%	61%	75%

図5-33：内視鏡をすべきかの判断

　この患者さんの場合、高齢者でショックはなく心不全ですから、合計点数は4点になります。合計点数が4点の場合、死亡率が21％なので、すぐ内視鏡となります。違った例で言えば、若くて、ショックもなくて、合併症もなければ0点です。この場合、内視鏡はすぐではなく明日でもいいことになります。
　ちなみに高齢者は、腎不全、肝不全、心不全などの合併症がよくあるので、ショックがなくてもすぐに内視鏡をした方がいいですね。

⑨腹痛トリアージクイズ

○第1問：とにかくすごく痛がる患者さん

　ここからはトリアージクイズをいくつか。「緊急」「準緊急」「非緊急」の3つのいずれかに振り分けてください。

　第1問。とにかくすごく痛がる患者さんが来ました。さあ、どうしましょう？（図5-34）

> とにかくすごく痛がる
> 1. 蘇生（即）／緊急（15分以内）
> 2. 準～低緊急（60分以内）
> 3. 非緊急（外来でよい）
>
> 図5-34：第1問

　答えは「緊急」です。すぐに診てあげてください。

○第2問：腹部大動脈瘤が破裂してる!?

　第2問。腹部に拍動性腫瘤、腹部大動脈瘤の既往ありの患者さんが、大動脈瘤破裂かもしれない状況になっています。どうしますか？（図5-35）

```
腹部に拍動性腫瘤、腹部大動脈瘤の既往
(腹部大動脈瘤の破裂)
  1. 蘇生(即)／緊急(15分以内)
  2. 準〜低緊急(60分以内)
  3. 非緊急(外来でよい)

       図5-35:第2問
```

腹部大動脈瘤破裂は、腹痛の中でも最も緊急性が高いです。ですから答えは「緊急」です。

◯ 第3問：激痛＋心房細動

第3問です。「激痛＋心房細動」の場合はどうしますか？（図5-36）

```
激痛＋心房細動(腸間膜動脈閉塞症)
  1. 蘇生(即)／緊急(15分以内)
  2. 準〜低緊急(60分以内)
  3. 非緊急(外来でよい)

       図5-36:第3問
```

答えは「緊急」です。心房細動がある人は、心房細動でできた血栓が腸間膜の動脈に飛び、そこでふたをします。すると腸が腐ります。これを「腸間膜動脈閉塞症」と言い

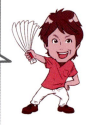

どんなに腹膜刺激症状がなくても、患者さんがひどく腹痛を訴えたら、怖い病気を考えましょう。血管障害（大動脈解離、腹部大動脈瘤切迫破裂、心筋梗塞）や血流障害（腸間膜動脈閉塞症、絞扼性腸閉塞、ヘルニアなど）が隠れています。腸間膜動脈閉塞は心房細動がない人でも起こります

ます。こういった危険性があるので、心房細動がある腹痛のときは要注意なんです。よって、緊急対応になります。

○第4問：性交中に突然の強い下腹部痛が襲った女性

第4問にいきましょう。女性が性交中に、突然の強い下腹部痛を訴えました。血圧88/60mmHg、心拍数100回/min、呼吸数25回/min、ショック状態で呼吸も速いです。さあ、トリアージはどうしますか？（図5-37）

- 女性、性交（または運動）中に突然の強い下腹部痛
- 血圧88/60mmHg、心拍数100回/min、呼吸数25回/min
  （卵巣出血）
  1. 蘇生（即）／緊急（15分以内）
  2. 準〜低緊急（60分以内）
  3. 非緊急（外来でよい）

図5-37：第4問

この答えも「緊急」になります。この場合、何を考えるかというと、卵巣出血です。「性交」「腹痛」「ショック状態」というのは卵巣出血のキーワードです。

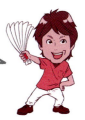

女性の腹痛は、①子宮外妊娠（異所性妊娠）、②卵巣嚢腫茎捻転、③卵巣出血、④骨盤腹膜炎の4つは必ず念頭に置きましょう

5時間目 お腹が悪いの？ ～腹痛、吐血、下血、嘔吐、下痢など～

まとめ

まとめです。

腹痛を見たら、腸の痛みか腹膜炎の痛みか区別します。

腹膜炎の痛みだったら、5大疾患の急性虫垂炎、胆嚢炎、腸閉塞、消化管穿孔腹膜炎、膵炎を考えます。

注意点として、急性虫垂炎は、通常ならばあるはずの右下腹部の圧痛がないこともあります。この場合、腸腰筋テストを行って判断します。

胆石痛は持続痛です。エコー・マーフィーサインで見つけましょう。

腸閉塞の診断では、パンツを下げないと原因であるヘルニアを見逃します。

穿孔性腹膜炎はデクビタス撮影でフリーエアをしっかりと見つけます。

脱水の程度はツルゴールと口腔内乾燥から見抜きます。初期輸液はリンゲルで行いましょう（図5-38）。

❖ 腹痛：腸の間歇痛／腹膜の持続痛
❖ 腹膜の痛み：5大疾患（急性虫垂炎、胆嚢炎、腸閉塞、消化管穿孔腹膜炎、膵炎）
❖ 急性虫垂炎：右下腹部に圧痛がないこともある。腸腰筋テストを診る
❖ 胆石痛：持続痛。エコー・マーフィーサイン
❖ 腸閉塞：パンツを下げないとヘルニアを見逃す
❖ 穿孔性腹膜炎："デクビタス"フリーエア
❖ 脱水の程度を見抜く。初期輸液はリンゲル

図5-38：まとめ

References
引用・参考文献

1) Seymour, CW. et al. Assessment of Clinical Criteria for Sepsis: For the Third International Consensus Definitions for Sepsis and Septic Shock (Sepsis-3). JAMA. 315(8), 2016, 762-74.
2) Shankar-Hari, M. et al. Developing a New Definition and Assessing New Clinical Criteria for Septic Shock: For the Third International Consensus Definitions for Sepsis and Septic Shock (Sepsis-3). JAMA. 315(8), 2016, 775-87.
3) 寺沢秀一, 島田耕文, 林寛之. 研修医当直御法度：ピットフォールとエッセンシャルズ. 第6版. 東京, 三輪書店, 2016, 340p.
4) Lipton, RB. et al. Stratified care vs step care strategies for migraine: the Disability in Strategies of Care (DISC) Study: A randomized trial. JAMA. 284(20), 2000, 2599-605.
5) 林寛之, 前田重信. Dr. 林のワクワク救急トリアージ：臨床推論の1st step！ 大阪, メディカ出版, 2014, 263p.
6) 林寛之編. あなたも名医！もう困らない救急・当直ver.3：当直をスイスイ乗り切る必殺虎の巻！ 東京, 日本医事新報社, 2017, 288p.
7) 林寛之, 堀美智子. Dr. 林&Ph. 堀の危ない症候を見分ける臨床判断. 東京, じほう, 2015, 120p.
8) 林寛之編. あの手この手で攻める！腹痛の診断戦略：解剖学的アプローチから落とし穴回避のワザまで. 東京, 羊土社, 2013, 277p.
9) 林寛之. Dr. 林の笑劇的救急問答10（下）：胸痛編. 東京, ケアネット, 2015. ケアネットDVD.
10) 林寛之. Dr. 林の笑劇的救急問答11（上）：心臓以外の胸痛編. 東京, ケアネット, 2015. ケアネットDVD.
11) 今明秀編. 情熱外傷診療. 東京, シービーアール, 2016, 312p.
12) 今明秀. 青森ドクターヘリ劇的救命日記. 毎日新聞社, 2014, 256p.

Index
索引

欧文

ABCD	11, 65
ACS	167
AIUEOTIPS	101
AMPLE	11
CHESS	144
FAST	96
GCS	91
HIV	12
JCS	89
MONA	166
quick SOFA	10, 61
rt-PA 静注療法	96
SAH	109
TIA	128

あ行

アナフィラキシーショック	24, 65
意識障害	79, 101
異所性妊娠	10, 29
エコー・マーフィーサイン	219
嘔吐	9, 195

か行

外傷	29
拡張期血圧	40
構語障害	98
虐待	20
急性胃腸炎	228
急性冠症候群	149, 167
急性虫垂炎	217, 225
胸腔穿刺	48
胸痛	9, 137, 147
起立性失神	133, 137
筋性防御	204
緊張性気胸	24, 46, 149, 186
クール・タキ	27, 77
クッシング	89
くも膜下出血	8, 103, 109
頸静脈怒張	52
痙攣	95
下血	29, 195
血液ガス	164
血管迷走神経反射	133, 140
血栓溶解療法	96
下痢	66, 195
喉頭浮腫	66
紅斑	68
呼吸困難	147
昏睡	92

さ行

嗄声	66
さるも 聴診器	18, 28, 150, 200
子宮外妊娠	29
失語	98
失神	79, 127

収縮期血圧………………………	36	
出血性ショック…………………	29	
ショック…………………… 21,	188	
心窩部痛…………………………	199	
心筋梗塞……… 9, 24, 153, 162,	167	
神経原性ショック………………	57	
心血管性失神……………………	133	
心原性ショック…………………	44	
心室細動…………………………	134	
心室頻拍…………………………	134	
心臓破裂…………………………	53	
心タンポナーデ………… 24, 46,	53	
心不全……………………………	134	
心房細動…………………… 127,	234	
蕁麻疹……………………………	65	
膵炎………………………………	217	
髄膜炎……………………… 9, 103,	114	
頭痛………………………… 79,	102	
精神疾患…………………………	19	
喘息………………………………	66	

た行

大動脈解離……… 9, 53, 134, 149,	179	
脱水………………………… 30,	230	
窒息………………………………	68	
超音波検査………………………	218	
腸重積……………………………	10	
腸閉塞……………………… 217,	223	
腸腰筋テスト……………………	227	
低血糖……………………… 80,	131	
デクビタス撮影…………………	205	
てんかん…………………………	131	
洞機能不全症候群………………	134	
糖尿病……………………… 19,	162	

特発性食道破裂…………… 149,	183	
吐血………………………… 29,	195	
トリアージ………… 7, 110, 189,	233	

な行

内視鏡……………………………	230	
ニボー……………………………	223	
尿失禁……………………………	95	
脳梗塞……………………………	96	
脳ヘルニア………………………	88	

は行

敗血症性ショック………………	60	
肺塞栓… 9, 24, 46, 55, 134, 149,	170	
不安定狭心症……………………	167	
腹痛………………………… 10, 66,	195	
副鼻腔炎…………………………	103	
不整脈……………………………	134	
フリーエア………………………	205	
閉塞性ショック…………………	46	
ヘモグロビン……………… 22,	26	
ヘルニア…………………………	224	
片頭痛……………………… 103,	118	
房室ブロック……………………	134	

ま・や・ら行

麻痺………………………………	113	
めまい……………………………	31	
腰椎穿刺…………………………	115	
緑内障……………………………	103	

講義を終えて 〜読んでから見るか、見てから読むか〜

　ちょっとちょっと、最後のこのページを読まずに飛ばして本を閉じようとしている、あなた！
　今の場所はどこですか。自宅？　病院？　電車？　スタバ？　マック？閉じないで〜。このページはお得ですよ〜。

　あなたは、何を迷っていたの？
　ハリー・ポッターの小説を先に読むか、映画を先に見るか。『1リットルの涙』の小説を先に読むか、ドラマを先に見るか。『風の谷のナウシカ』の漫画を先に読むか、映画を先に見るか。『花より男子』『のだめカンタービレ』『NANA』『ごくせん』を漫画で先に読むか、ドラマ、映画を先に見るか。……そして、本書を先に書店で買って読むか、メディカ出版のセミナーを先に見るかを迷ったはず。セミナー受講済みの方は、あえて本書を買うかどうか迷ったはず。

　セミナーを受講済みで、本書を後で読んだバリバリナースの皆さん！
　ページをめくるごとに思い出す。つばが飛んできそうなくらい強い速い高い、そしてリズミカルな林寛之のマシンガントーク。図表を見ながら思い出す。はやりの音楽にのせてイラストが動くエキゾチックカラーのスライドを。一つの章を読み終えて次に移るときに思い出す。セミナーの休み時間に次のテーマは何？とワクワクしたことを。この講義って眠くならないねと。
　各章に挿入されている「コラム」を読んで思い出す。セミナーで実症例提示に涙しそうになったことを。ヘモグロビンの文字（2時間目：ショック）を見て噴き出す。セミナーで初めて見た、今明秀の体を張った一人コントを。「胸痛（4時間目）」の食道破裂を読んで思い出す。あのビールだ。「腹痛（5時間目）」を読んで思い出す。間欠痛と持続痛で今明秀が右に行ったり左に行ったり。こんなに動く講師は見たことないと。そう、ページごとに、どうしても脳裏に出てくる、林寛之と今明秀の愛らしい笑顔。しみる目薬が必要

かも。そう、医療の教科書なのに、一人で思い出し笑いをしてしまう。電車の中で読むときはマスクが必要かも。

　というわけで、本書を読めば普通の教科書よりも知識が定着します。そして、またセミナー会場に行きたくなります。しかも、できるだけ前の席で見たいと。

　本書を先に読んで、これからセミナーを受けようと思っている、バリバリナースの皆さん！
　ハリー・ポッターの呪文は映画で見たからマネできます。小説だけなら覚えられない。仲間由紀恵の『ごくせん』の決め台詞は毎週のドラマだからマネできます。ということで、ライブのセミナーに来てください。語呂合わせが暗記できるようになります。さらに、本書のおかげで林寛之のマシンガントークを隅々まで理解できることでしょう。本書のおかげで、今明秀のヘモグロビンネタが倍楽しめるでしょう。本書を読んで、セミナーでの質問を前もって書いて参加できます。本書をまだ3分の1しか読んでいなくても大丈夫です。セミナー受講後、読む気が満々になりあっという間に読破。

　セミナーでは終了後のビンゴゲームが人気ですね。本書では読み終えた後に何かあるの？　あるわけないでしょう。教科書なんですから。えっ、ある?! さすが、メディカさん！　握手券付き質問用紙がついていたのですね。AKBみたいですね。

　最後まで読んでくれて感謝です。それでは、続きは劇場で。

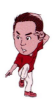

2017年7月
八戸市立市民病院 院長
今　明秀

● 著者略歴

林 寛之（はやし ひろゆき）
福井大学医学部附属病院 総合診療部 教授

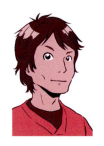

　自慢は、育児休暇3ヵ月を取得したこと。これは生きるエネルギーになりました！ 当時のことは子どもは覚えていませんが（当たり前だけど）、まさしく子育ては親育てだったと実感（自己満足？）。「家族を大事にできないで、患者を大事にできるものか」がモットー。
　病院では毎日、まるで大所帯の家族のように初期・後期研修医に囲まれて、若先生たちにタメ口きかれながらもハリセン片手に格闘中。
　その気にさせる愛と気合で"歌って踊れる？"救急総合医・家庭医を養成します。目指すは"明るく楽しい笑いの絶えない"救急総合診療部！

＊経歴

1986年：	自治医科大学卒業
1986〜88年：	福井県立病院にて初期研修
1988〜91年：	町立織田病院外科
1991〜93年：	カナダ トロント総合病院救急部にて臨床研修
1993〜94年：	福井県若狭成人病センター
1994〜97年：	美浜町東部診療所所長
1997〜11年：	福井県立病院救命救急センター（2001年から科長）
2011年〜：	福井大学医学部附属病院総合診療部教授

＊所属学会等

カナダ医師免許（LMCC）、日本救急医学会専門医・指導医、日本プライマリ・ケア連合学会認定指導医、日本外傷学会専門医、京都府立医科大学客員教授

＊著書等

「ステップ ビヨンド レジデント 1〜7（羊土社，2006〜2017）」 ＊1 は 2017 年改訂、1-4 は韓国版もあり
「研修医当直御法度第 6 版（三輪書店，2016）」
「Dr. 林の笑劇的救急問答 DVD season1〜13（ケアネット，2005〜2017）」
「Dr. 林の ER の裏技（シービーアール，2009）」 ＊韓国版もあり
「Dr. 林の当直裏御法度（三輪書店，2006）」
「医者でも間違える病気・ケガ・薬の新常識（角川書店，2014）」
「Dr. 林のワクワク救急トリアージ（メディカ出版，2014）」
「あなたも名医！もう困らない救急・当直 ver.3（日本医事新報，2017）」
「Dr. 林＆ Ph. 堀の危ない症候を見分ける臨床判断（じほう，2015）」
「Dr. 林＆ Ph. 堀の 危ない症候を見分ける臨床判断 Part2（じほう，2017）」
「イナダ（研修医）も学べばブリ（指導医）になる：現場のプロと臨床推論のプロが教える診断能力アップ術（南山堂，2017）」

＊テレビ出演等

「プロフェッショナル 仕事の流儀（NHK 総合，2013）」
「総合診療医 ドクター G（NHK 総合，2010〜2017）」等

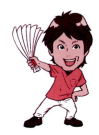

●著者略歴

今 明秀（こん あきひで）

八戸市立市民病院 院長

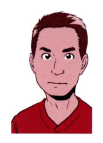

　1958年、青森市生まれ。特技はスキー（1級）、スノーボード（1級）、そして救急（9級）。ドクターヘリとドクターカーを駆使して今日も「劇的救命」へ挑む。全国から研修医が集まり、いまやブランドともなった「八戸救命」チームを率いる。

＊経歴

1983年4月：	自治医科大学卒業。青森県立中央病院で初期研修を行った。
1985年4月：	「青森本町おかみ殺人事件」を県病で経験。何もできずに患者を亡くし、無力感だけが残った。青森県倉石村、六戸町、本州最北端大間町で僻地医療を5年、県病、野辺地病院で外科医師を8年行った。
1996年4月：	オウム真理教による國松警察庁長官銃撃事件。日本医科大学高度救命救急センターが救う。これは衝撃だった。この事件で自分の進むべき道がはっきりわかった。同年日本救急医学会認定医筆記試験に青森県で初めて合格する。外傷初期診療標準化講習会を企画する（林寛之先生とともに）。
1998年4月：	日本医科大学救急医学教室に入局、埼玉県川口市立医療センター救命救急センターへ赴任。そこで外傷外科と救急医の厳しい修練が始まった。年間500件の重症外傷の診療に携わった。
2004年4月：	救急発展途上地域の青森県に一流の救命救急センターを作るための挑戦を開始した。八戸市立市民病院救命救急センター所長となる。
2005年4月：	臨床研修管理委員会委員長となり、初期研修医の教育管理を開始する。青森県立保健大学救急看護認定看護師教育課程教員会委員。
2006年2月：	看護師外傷初期診療コースを開発し、全国展開する。
2009年2月：	八戸市立市民病院を基地病院として青森県ドクターヘリ事業を開始する。
2017年4月：	八戸市立市民病院院長に就任。（臨床研修センター所長兼務）

＊所属学会等
日本救急医学会指導医・専門医、日本外科学会指導医・専門医、日本外傷学会理事・専門医、日本航空医療学会指導医・会長、日本病院前救急診療医学会理事、外傷初期診療（PTLS）看護師コース企画責任者、米国外傷手術講習会インストラクター

＊著書等
「そこが知りたい！ 救急エコー 一刀両断！（三輪書店，2017）」
「情熱外傷診療（シービーアール，2016）」
「救命救急のディシジョン・メイキング（メディカル・サイエンス・インターナショナル，2016）」
「青森ドクターヘリ 劇的救命日記（毎日新聞社，2014）」
「初期救急の落とし穴 現場から始まる救命の連鎖（日経BP社，2013）」
「ナーストリアージ（中山書店，2012）」
「まちがいのない救急基本手技（シービーアール，2010）」
「外科手術に上達くなる法トップナイフたちの鍛錬法（シービーアール，2009）」

＊テレビ出演等
「総合診療医ドクターG（NHK総合，2013）」
「目撃！日本列島：飛び出す医療〜ひとりでも多く救いたい〜（NHK総合，2014）」
「おしゃべりハウス：笑いコーナーレギュラー（ATV，2010-11）」等

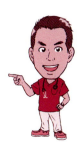

メディカのセミナー濃縮ライブシリーズ
Dr.林&今の 外来でも病棟でも
バリバリ役立つ！ 救急・急変対応

2017年10月5日発行　第1版第1刷
2024年3月10日発行　第1版第8刷

著　者　林　寛之／今　明秀
発行者　長谷川　翔
発行所　株式会社メディカ出版
　　　　〒532-8588
　　　　大阪市淀川区宮原3-4-30
　　　　ニッセイ新大阪ビル16F
　　　　https://www.medica.co.jp/
編集担当　江頭崇雄
編集協力　creative studio ウィルベリーズ
　　　　　中島悠希子
装　幀　市川　竜
イラスト　小玉高弘
印刷・製本　株式会社シナノ パブリッシング プレス

ⒸHiroyuki HAYASHI & Akihide KON, 2017

本書の複製権・翻訳権・翻案権・上映権・譲渡権・公衆送信権
（送信可能化権を含む）は、（株）メディカ出版が保有します。

ISBN978-4-8404-6201-3　　Printed and bound in Japan

当社出版物に関する各種お問い合わせ先（受付時間：平日9：00〜17：00）
●編集内容については、編集局 06-6398-5048
●ご注文・不良品（乱丁・落丁）については、お客様センター 0120-276-115

メディカのセミナー会場で使える！ Dr.林&今 の バリバリセミナー質問用紙

✂ キリトリ線

※この用紙は、Dr.林寛之とDr.今明秀による救急セミナー会場（メディカ出版主催）でのみ使用可能です。

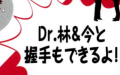

Dr.林&今と握手もできるよ！

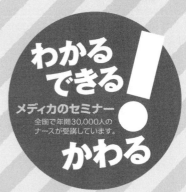

わかる
できる！
かわる

メディカのセミナー
全国で年間30,000人の
ナースが受講しています。

好評の

本だけでは
得られないものもある…

看護・医療研修セミナー

プログラム詳細
全日程　新着情報
は Web で！

🔍 メディカ出版 セミナー　　検索